Frontline

Sfide e Opportunità della
Medicina d'emergenza

Robert Jhonson

Parte I

Introduzione alla Medicina d'Emergenza

Prefazione

Il reparto di emergenza è il cuore pulsante di ogni ospedale, un luogo dove il tempo sembra dilatarsi e comprimersi allo stesso tempo, e ogni decisione ha il peso della vita o della morte. Come medico e trainer di personale sanitario, ho vissuto in prima linea la realtà frenetica del pronto soccorso, affrontando sfide quotidiane che mettono alla prova non solo la mia competenza medica, ma anche la mia umanità.

Ogni giorno, varcando le porte del pronto soccorso, entriamo in un mondo che non conosce tregua. Il caos regna sovrano: urgenze che si accavallano, pazienti che arrivano in condizioni disperate, famiglie impaurite che cercano risposte e medici che devono lottare contro il tempo. La complessità del triage, l'incertezza di una diagnosi, l'errata comunicazione o la disorganizzazione del reparto sono ostacoli costanti che possono trasformare una situazione critica in un dramma irreversibile.

Il pronto soccorso è una danza continua con l'imprevisto, un campo di battaglia dove la paura di non essere all'altezza ci accompagna come un'ombra. Le nostre decisioni sono rapide e definitive, ma a volte si ha la sensazione di camminare sul filo del rasoio. Ogni errore pesa come un macigno, e la paura del giudizio – da parte dei colleghi, dei pazienti, e anche di noi stessi – è un fantasma che ci accompagna in ogni turno. Si combatte contro l'insicurezza, contro l'immenso carico di responsabilità, ma soprattutto contro il tempo.

Le sfide sono enormi: i turni estenuanti che piegano il corpo e la mente, l'instabilità emotiva nel gestire continue separazioni e lutti, la pressione incessante che ci costringe a dare il massimo, anche quando siamo esausti. Eppure, è proprio in questo ambiente che si forgia la nostra resilienza, si sviluppa una straordinaria capacità di adattamento e si scopre il vero significato del lavoro di squadra.

Nonostante la fatica, è impossibile non sentirsi orgogliosi quando si riesce a fare la differenza. Ma la strada verso l'eccellenza non è priva di ostacoli: la mancanza di risorse, la disorganizzazione logistica e la comunicazione inefficace sono problemi che dobbiamo affrontare quotidianamente. E sono proprio queste debolezze che voglio esplorare e analizzare in questo libro. Ogni singola criticità può essere trasformata in un'opportunità per migliorare, per rivedere il modo in cui formiamo il personale sanitario e per creare un reparto di emergenza che non sia solo efficace, ma anche umano.

Questo libro nasce dalla mia esperienza personale, dai tanti momenti di difficoltà e dalle lezioni apprese sul campo. È una riflessione su ciò che possiamo e dobbiamo fare per migliorare il nostro lavoro, una guida per chi vive ogni giorno la sfida della medicina d'emergenza. Non è solo una questione di sopravvivenza professionale: è una questione di umanità, di crescita e di orgoglio per quello che possiamo realizzare, insieme, in prima linea.

Auguro a chiunque affronti questa strada di non perdere mai la forza e la passione per migliorare, perché, alla fine, è la nostra dedizione che salva vite.

Robert Jhonson

Introduzione alla Medicina d'Emergenza

Storia ed Evoluzione del Pronto Soccorso
La medicina d'emergenza, come la conosciamo oggi, è il risultato di un'evoluzione storica lunga e complessa. I primi esempi di assistenza d'emergenza risalgono a tempi antichi, quando i soldati feriti venivano soccorsi sul campo di battaglia. Tuttavia, l'idea di un sistema organizzato e centralizzato di pronto soccorso è una conquista relativamente recente.

Il concetto moderno di pronto soccorso iniziò a svilupparsi nel XIX secolo, in risposta a eventi traumatici di massa e alle nuove esigenze delle città in rapida crescita. Fu proprio durante la Guerra Civile Americana che nacque l'idea di trasportare rapidamente i feriti verso ospedali da campo, dando origine alle prime ambulanze. Questi interventi di emergenza posero le basi per un sistema organizzato di cura immediata, che si sarebbe evoluto rapidamente nel corso dei decenni successivi.

Il XX secolo segnò una svolta decisiva, grazie ai progressi nella medicina e alla crescente necessità di rispondere a emergenze su larga scala, come quelle causate dalle guerre mondiali. Negli anni '60 e '70, il rapido aumento degli incidenti automobilistici e la crescente preoccupazione per i disastri naturali portarono alla formalizzazione della medicina d'emergenza come specializzazione. Fu in questo periodo che nacquero i primi dipartimenti di pronto soccorso dedicati, con l'obiettivo di fornire cure immediate e salvavita a chi ne avesse bisogno.

Oggi, i reparti di pronto soccorso sono una parte fondamentale del sistema sanitario, attrezzati per affrontare qualsiasi tipo di urgenza, da traumi fisici a crisi cardiache, da avvelenamenti a eventi catastrofici. La loro evoluzione ha seguito il progresso tecnologico e scientifico, con il costante sviluppo di nuove tecniche diagnostiche e terapeutiche per rispondere a un numero crescente di patologie.

L'Importanza del Ruolo del Medico d'Emergenza nel Sistema Sanitario
Il medico d'emergenza occupa una posizione unica nel panorama sanitario. Mentre altri specialisti operano in contesti più stabili e prevedibili, il medico d'emergenza è abituato a lavorare in un ambiente frenetico e altamente dinamico, dove ogni minuto è cruciale. La capacità di valutare rapidamente le condizioni di un paziente, prendere decisioni immediate e attuare interventi salvavita è fondamentale per garantire l'efficacia del pronto soccorso.

Il ruolo del medico d'emergenza va oltre il semplice trattamento di patologie acute. Egli è anche un coordinatore, gestendo il flusso di pazienti in modo efficiente e collaborando con altri membri del team sanitario, come infermieri, tecnici di laboratorio e radiologi, per garantire che ciascun paziente riceva le cure necessarie. In situazioni critiche, il medico d'emergenza deve anche comunicare efficacemente con i pazienti e le loro famiglie, fornendo spiegazioni chiare e rassicurazioni nei momenti di massima tensione.

La medicina d'emergenza richiede inoltre una vasta gamma di competenze. Non basta conoscere le procedure mediche; è fondamentale possedere abilità di problem-solving, resilienza emotiva e una forte capacità decisionale. Il medico d'emergenza deve essere in grado di gestire la pressione e di mantenere la lucidità anche nei momenti più difficili. Questo implica anche il confronto costante con le proprie paure e incertezze, inclusa la paura di commettere errori o di non essere all'altezza delle aspettative.

Nel complesso, il medico d'emergenza è una figura chiave nel sistema sanitario, un professionista che incarna l'urgenza, la prontezza e la determinazione necessarie per affrontare ogni giorno le sfide della medicina moderna. E nonostante le difficoltà, il lavoro nel pronto soccorso rappresenta una delle forme più nobili e gratificanti della pratica medica, offrendo un'opportunità unica di fare la differenza quando la vita è appesa a un filo.

In questo libro, esploreremo le molteplici sfide e le immense opportunità offerte dalla medicina d'emergenza, con l'auspicio che una comprensione più profonda di questa disciplina possa migliorare la qualità delle cure e valorizzare il ruolo dei professionisti che vi dedicano la propria vita.

Il Contesto del Pronto Soccorso

Il Reparto d'Emergenza: Un Luogo di Azione Continua

Il pronto soccorso è un mondo a sé, dove la routine quotidiana è scandita dall'imprevedibilità e dal ritmo incalzante delle emergenze che arrivano senza sosta. Non c'è giorno che assomigli al precedente: in un momento puoi trovarti a stabilizzare un paziente vittima di un incidente stradale, e l'istante successivo puoi essere chiamato a gestire un bambino con difficoltà respiratorie o una crisi psichiatrica improvvisa.

L'azione è costante, e l'atmosfera è carica di adrenalina e tensione. Ogni membro del personale sanitario sa che ogni secondo conta, e ogni intervento può fare la differenza tra la vita e la morte. È un luogo che richiede massima concentrazione e prontezza, ma anche un'elevata capacità di adattamento. Non è raro dover passare rapidamente da una tipologia di intervento all'altra, con la necessità di gestire simultaneamente più pazienti in condizioni critiche.

Tipologie di Emergenze Trattate

Il reparto di pronto soccorso deve essere preparato ad affrontare un'ampia gamma di emergenze, ciascuna con le proprie caratteristiche e protocolli specifici. Le principali tipologie di emergenze possono essere suddivise in quattro categorie:

- Trauma: Gli incidenti traumatici costituiscono una parte significativa delle emergenze gestite nei reparti di pronto soccorso. Si tratta di casi che vanno dalle fratture e lesioni minori ai traumi maggiori, come quelli causati da incidenti automobilistici, cadute o ferite da arma da fuoco. Questi casi richiedono spesso un intervento immediato per prevenire danni irreversibili e stabilizzare il paziente, con l'eventuale coinvolgimento di chirurghi e ortopedici.

- Mediche: Le emergenze mediche includono una vasta gamma di condizioni, dalle crisi cardiache alle insufficienze respiratorie, dalle crisi ipertensive alle emorragie interne. Queste situazioni richiedono una valutazione e un trattamento tempestivo per stabilizzare il paziente e prevenire ulteriori complicazioni. Un team ben addestrato e un'attrezzatura adeguata sono essenziali per gestire queste situazioni in modo efficace.

- Pediatriche: I pazienti pediatrici rappresentano una sfida particolare, poiché i bambini hanno esigenze fisiche ed emotive diverse rispetto agli adulti. Gestire un'emergenza pediatrica richiede una particolare sensibilità e competenza, non solo dal punto di vista clinico, ma anche nella comunicazione con i piccoli pazienti e le loro famiglie. Le emergenze pediatriche possono spaziare da gravi infezioni a crisi respiratorie, passando per traumi e incidenti domestici.

- Psichiatriche: Le emergenze psichiatriche includono crisi che coinvolgono disturbi mentali, come attacchi di panico, tentativi di suicidio, episodi di psicosi o gravi stati d'ansia. Gestire queste situazioni richiede una preparazione specifica, nonché la capacità di interagire con pazienti in stati di profonda alterazione emotiva e comportamentale. La collaborazione con specialisti in salute mentale è fondamentale per garantire che questi pazienti ricevano il supporto di cui hanno bisogno.

Le Sfide Ambientali: Sovraffollamento, Tempistiche e Risorse Limitate

Il contesto in cui operano i medici d'emergenza è spesso caratterizzato da limitazioni logistiche e ambientali che complicano ulteriormente il lavoro. Tra le principali sfide troviamo:

- Sovraffollamento: Il pronto soccorso è spesso sovraffollato, con un numero di pazienti che supera le capacità ricettive del reparto. Questo fenomeno, che può essere dovuto a carenze strutturali o a picchi stagionali di afflusso, mette a dura prova le risorse umane e materiali disponibili. Il sovraffollamento implica non solo una maggiore pressione per i medici e infermieri, ma anche tempi di attesa più lunghi per i pazienti, con un aumento del rischio di complicazioni.

- Tempistiche: Il tempo è un fattore determinante in emergenza. La velocità di risposta può influenzare drasticamente l'esito di un intervento. Tuttavia, gestire le tempistiche è una sfida costante, soprattutto quando si deve decidere quali pazienti trattare con priorità e come ottimizzare il flusso di lavoro per ridurre i tempi di attesa. Un pronto soccorso efficace deve essere in grado di stabilire un equilibrio tra rapidità e accuratezza diagnostica, senza compromettere la qualità delle cure.

- Risorse Limitate: Le risorse disponibili, sia umane che materiali, sono spesso insufficienti per far fronte alla mole di lavoro di un reparto d'emergenza. Le carenze possono riguardare sia i dispositivi medici, come i respiratori e i monitor, sia il personale, che può trovarsi in sottorganico. Questa situazione richiede una notevole capacità di adattamento e di gestione delle risorse, per garantire che ogni paziente riceva le cure necessarie nonostante le limitazioni.

La medicina d'emergenza è quindi un ambiente complesso e impegnativo, che richiede un costante sforzo di coordinamento e un'attenzione continua alle problematiche logistiche e organizzative. Le sfide sono molteplici, ma superarle è essenziale per fornire un'assistenza di qualità e, soprattutto, per fare la differenza nella vita dei pazienti che si affidano a noi nei momenti di maggiore vulnerabilità.

Il pronto soccorso è più di un semplice reparto: è una realtà in cui l'azione e l'impegno incessanti rappresentano l'unica risposta possibile alle infinite sfide dell'emergenza.

Parte II

Sfide e Opportunità nel Pronto Soccorso

Sfide del Personale Sanitario

Lavorare in pronto soccorso è una sfida fisica ed emotiva di proporzioni uniche. Il personale sanitario deve affrontare costantemente situazioni di stress e pressione, che mettono alla prova la resistenza e la resilienza di ciascun membro del team. Le difficoltà non si limitano alle condizioni dei pazienti, ma comprendono anche una serie di sfide personali e organizzative che richiedono strategie efficaci per essere gestite. In questo capitolo esploreremo come affrontare e superare queste sfide, con un focus sul benessere del personale e sull'importanza del lavoro di squadra e della formazione continua.

Stress Fisico ed Emotivo: Come Gestirlo e Prevenirlo
Lo stress è un elemento costante nella vita di un medico d'emergenza. Le lunghe ore di lavoro, l'intensità degli interventi, e la necessità di prendere decisioni rapide possono generare livelli elevati di stress fisico ed emotivo. L'impatto si riflette non solo sulla qualità delle cure, ma anche sulla salute mentale e fisica degli operatori. Per questo motivo, è essenziale adottare strategie per la gestione e la prevenzione dello stress.

Tra le tecniche più efficaci per il personale sanitario troviamo:

- Pause Programmate: Anche se le emergenze possono sembrare interminabili, è importante che il personale si prenda delle pause per evitare il sovraccarico. Piccoli momenti di pausa durante il turno permettono di recuperare e ritrovare concentrazione.

- Supporto Psicologico: Molte strutture sanitarie stanno implementando programmi di supporto psicologico per aiutare i medici e gli infermieri a gestire lo stress. Incontri regolari con uno psicologo o la partecipazione a gruppi di supporto possono fare una grande differenza.

- Pratiche di Mindfulness e Relax: Esercizi di mindfulness e tecniche di rilassamento, come la respirazione diaframmatica e il rilassamento muscolare progressivo, sono particolarmente utili per ridurre l'ansia e migliorare la gestione delle emozioni durante le situazioni di emergenza.

La Gestione del Burnout nel Personale
Il burnout è una sindrome di esaurimento emotivo, depersonalizzazione e riduzione dell'efficacia professionale, comune tra chi lavora in pronto soccorso. Riconoscere i segnali

del burnout è il primo passo per prevenirlo e affrontarlo. I sintomi possono includere cinismo, perdita di entusiasmo per il lavoro, aumento dell'irritabilità, e persino disturbi fisici come mal di testa e insonnia.

Alcune strategie per la gestione del burnout includono:

- Equilibrio tra Vita Lavorativa e Privata: Favorire un equilibrio tra lavoro e vita privata è cruciale per prevenire il burnout. Incentivare il personale a staccare completamente dal lavoro durante i periodi di riposo è essenziale per il recupero psicofisico.

- Corsi di Gestione dello Stress: Partecipare a corsi specifici che insegnano tecniche di gestione dello stress può aiutare il personale a sviluppare strumenti concreti per affrontare le difficoltà del lavoro.

- Riduzione dell'Orario di Lavoro Straordinario: I turni di lavoro estenuanti sono tra le principali cause di burnout. Implementare rotazioni e limitare il lavoro straordinario aiuta a mantenere un carico di lavoro sostenibile.

Lavoro in Team sotto Pressione: Comunicazione e Coordinazione

Il pronto soccorso è uno degli ambienti di lavoro che richiede il massimo livello di collaborazione e coordinazione tra i membri del team. Un'efficace comunicazione è essenziale per garantire che ogni intervento si svolga senza intoppi, e che ciascun paziente riceva le cure necessarie in tempi brevi.

Per migliorare la comunicazione e il coordinamento in situazioni di stress, il personale sanitario può adottare le seguenti pratiche:

- Briefing e Debriefing: Prima e dopo ogni intervento complesso, il team può beneficiare di un breve incontro per chiarire i ruoli e le responsabilità, e per riflettere su cosa ha funzionato e cosa può essere migliorato.

- Comunicazione Aperta: Incoraggiare una comunicazione chiara e diretta tra i membri del team è fondamentale. Creare un ambiente dove tutti si sentano liberi di esprimersi può ridurre il rischio di errori e migliorare il coordinamento.

- Leadership Positiva: La leadership gioca un ruolo importante nella gestione delle emergenze. Un leader efficace deve essere in grado di motivare il team, fornire istruzioni chiare e agire rapidamente per risolvere i problemi.

La Formazione Continua come Pilastro dell'Efficacia

In un contesto in continua evoluzione come quello del pronto soccorso, la formazione continua è indispensabile per mantenere alti livelli di competenza e prontezza. L'aggiornamento costante permette al personale di essere sempre al passo con le nuove tecnologie, i protocolli emergenti e le migliori pratiche per la gestione delle emergenze.

I programmi di formazione possono includere:

- Simulazioni e Addestramenti Pratici: Le simul-azioni di casi clinici complessi sono strumenti preziosi per preparare il personale a gestire emergenze reali. Attraverso esercitazioni pratiche, i medici possono affinare le proprie abilità e familiarizzare con le procedure in un ambiente sicuro e controllato.

- Corsi di Aggiornamento Professionale: Partecipare a corsi di aggiornamento su nuove tecniche e tecnologie aiuta il personale a mantenere le proprie competenze sempre aggiornate. Questo è particolarmente import-ante per il pronto soccorso, dove l'innovazione è costante e le modalità di intervento si evolvono rapidamente.

- Sessioni di Feedback: Ricevere e dare feedback costruttivo è una componente essenziale della formazione continua. Le sessioni di feedback permettono al personale di riflettere sul proprio operato, imparare dagli errori e identificare opportunità di miglioramento.

In sintesi, il personale sanitario del pronto soccorso deve essere preparato non solo dal punto di vista tecnico, ma anche emotivo e psicologico. La capacità di gestire lo stress, prevenire il burnout, lavorare efficacemente in team e impegnarsi in una formazione continua sono aspetti essenziali per affrontare le sfide del pronto soccorso con competenza e resilienza.

Punti di Forza e Opportunità

Nel reparto di pronto soccorso, le sfide quotidiane sono spesso superate grazie ai numerosi punti di forza e alle opportunità che questo contesto offre ai professionisti. Tra le qualità principali, la capacità decisionale rapida è essenziale e richiede un perfezionamento continuo. L'evoluzione tecnologica, come la telemedicina e l'intelligenza artificiale, offre un grande supporto alle decisioni cliniche, mentre la resilienza e il sostegno reciproco sono le fondamenta di un team efficace. Il pronto soccorso è anche una palestra straordinaria per chi desidera crescere professionalmente e specializzarsi.

Capacità Decisionale Rapida: Come Svilupparla e Perfezionarla
Essere in grado di prendere decisioni rapide e accurate è fondamentale nel pronto soccorso, dove ogni secondo conta. La capacità di valutare velocemente le condizioni di un paziente e decidere il trattamento più appropriato è una delle competenze principali richieste ai medici d'emergenza.

Per sviluppare e perfezionare questa abilità, è importante:

- Esercitarsi nel Decision-Making: Praticare situazioni simulate, come l'analisi di casi clinici sotto pressione, aiuta a rafforzare la capacità di reazione. Le simulazioni permettono di sperimentare diversi scenari e di imparare dai propri errori senza compromettere la salute dei pazienti.

- Sviluppare la Confidenza: Con il tempo, la familiarità con le situazioni di emergenza accresce la fiducia in sé stessi e nella propria capacità decisionale. Imparare a gestire l'incertezza e a fidarsi delle proprie competenze è essenziale per prendere decisioni rapide e sicure.

- Conoscere i Protocolli: La conoscenza approfondita dei protocolli di emergenza e delle linee guida cliniche aiuta a prendere decisioni informate e basate sull'evidenza. Essere aggiornati sui protocolli più recenti permette di fare scelte più veloci e appropriate.

Lavorare con Tecnologie Avanzate (Telemedicina, Imaging Rapido, AI)
Il pronto soccorso è all'avanguardia nell'adozione di nuove tecnologie, che possono fare la differenza tra un intervento efficace e uno fallimentare. La telemedicina, l'imaging rapido e l'intelligenza artificiale stanno cambiando il modo in cui i medici d'emergenza

operano, offrendo strumenti che migliorano la velocità e la precisione della diagnosi e del trattamento.

- Telemedicina: La telemedicina consente ai medici d'emergenza di accedere rapidamente a consulenze specialistiche anche quando non sono fisicamente presenti in ospedale. Questo strumento è particolarmente utile nei contesti rurali o nei momenti di sovraffollamento, e permette di prendere decisioni informate grazie al supporto di esperti.

- Imaging Rapido: L'utilizzo di tecnologie di imaging avanzate, come la tomografia computerizzata (CT) e l'ecografia portatile, permette una diagnosi tempestiva e accurata. L'imaging rapido è fondamentale per trattare i pazienti con traumi e altre condizioni critiche, migliorando la qualità e la velocità delle cure.

- Intelligenza Artificiale: L'IA è sempre più integrata nel pronto soccorso, soprattutto per l'analisi di dati clinici e l'identificazione precoce di condizioni critiche. I sistemi di AI possono aiutare i medici a prendere decisioni più rapide e basate sui dati, e a migliorare l'efficacia delle cure.

La Resilienza del Team e la Costruzione di una Cultura di Supporto

La resilienza del team è uno degli aspetti fondamentali per affrontare le sfide del pronto soccorso. Il supporto reciproco, la comunicazione efficace e la costruzione di un ambiente positivo sono elementi che aiutano a mantenere la calma e a lavorare in modo coordinato anche nei momenti più critici.

- Promuovere la Coesione: Il senso di appartenenza e la fiducia tra i membri del team sono cruciali per creare un ambiente di lavoro resiliente. Le attività di team building e i momenti di confronto e discussione permettono di rafforzare le relazioni e di migliorare la collaborazione.
- Creare un Sistema di Supporto: Un pronto soccorso efficace è quello in cui ogni membro del team si sente sostenuto. Implementare un sistema di mentoring, in cui i membri più esperti supportano i nuovi arrivati, e offrire accesso a servizi di supporto psicologico contribuiscono a costruire una cultura di sostegno reciproco.
- Coltivare la Comunicazione Aperta: Una comunicazione chiara e rispettosa è essenziale per il buon funzionamento del team. Creare uno spazio dove ogni persona possa esprimere le proprie opinioni e condividere le proprie preoccupazioni aiuta

a prevenire conflitti e a garantire che tutte le risorse siano allineate verso un obiettivo comune.

Opportunità di Crescita Professionale e Specializzazione
Il pronto soccorso offre un'opportunità unica per la crescita professionale. L'ambiente dinamico e la varietà di casi trattati permettono ai medici di sviluppare una vasta gamma di competenze. Inoltre, il pronto soccorso può rappresentare un punto di partenza per percorsi di specializzazione in aree come la medicina dei traumi, la medicina intensiva o l'urgenza pediatrica.

- Rotazioni e Corsi Avanzati: Partecipare a rotazioni in diverse aree del pronto soccorso e seguire corsi avanzati permette ai medici di esplorare nuove discipline e di acquisire competenze specialistiche.

- Formazione Continua: Il pronto soccorso è un ambiente in cui è necessario aggiornarsi continuamente per rimanere competitivi e garantire cure di alta qualità. Le opportunità di formazione, come workshop, conferenze e corsi di aggiornamento, sono essenziali per crescere professionalmente.

- Possibilità di Avanzamento di Carriera: Molti medici d'emergenza scelgono di avanzare nella propria carriera prendendo posizioni di leadership o specializzandosi in campi più specifici. L'esperienza acquisita nel pronto soccorso offre una solida base per intraprendere ruoli di responsabilità, come coordinatori di reparto o direttori medici.

In sintesi, il pronto soccorso offre non solo sfide, ma anche numerose opportunità per coloro che scelgono di abbracciare questa carriera. La capacità decisionale, l'uso di tecnologie avanzate, la resilienza del team e la possibilità di crescita professionale sono tutte risorse che, se sfruttate al meglio, permettono di trasformare le difficoltà in opportunità.

Debolezze e Criticità nel Reparto d'Emergenza

Il reparto d'emergenza è un luogo dove le criticità e le debolezze del sistema sanitario diventano visibili e spesso amplificate. Problemi di budget, carenza di risorse, sovraccarico di lavoro e difficoltà nella gestione di situazioni delicate possono compromettere la qualità delle cure e mettere a dura prova il personale. Inoltre, la comunicazione interprofessionale e interdisciplinare presenta delle sfide che, se non affrontate adeguatamente, possono avere conseguenze dirette sulla sicurezza del paziente.

Problemi di Budget e Risorse
La scarsità di risorse è una delle principali difficoltà che affligge i reparti di emergenza in molti sistemi sanitari. Nonostante l'importanza del pronto soccorso, i fondi destinati a questo settore sono spesso limitati, e ciò si riflette in una serie di carenze strutturali e strumentali.

- Carenza di Attrezzature Mediche: In molti reparti, la disponibilità di attrezzature essenziali è limitata, e ciò può avere un impatto diretto sulla qualità delle cure. Il tempo necessario per ottenere i materiali necessari può compromettere la rapidità di intervento e l'efficacia del trattamento.

- Spazi Insufficienti: In ambienti sovraffollati, è difficile gestire in modo ottimale il flusso dei pazienti e garantire loro la privacy e la dignità. Questo porta spesso a situazioni di disagio sia per i pazienti che per il personale, e aumenta il rischio di errori.

- Personale Limitato: La carenza di personale è un problema ricorrente, e il turnover elevato aggrava ulteriormente la situazione. Con meno operatori sanitari disponibili, i tempi di attesa si allungano e la pressione sul personale aumenta, con un conseguente impatto negativo sulla qualità dell'assistenza.

Sovraccarico di Lavoro: Impatto sulla Qualità delle Cure
Il sovraccarico di lavoro è una delle principali criticità per il personale del pronto soccorso. L'elevato numero di pazienti, combinato con la necessità di prendere decisioni rapide, può portare a un'esperienza lavorativa estenuante e alla compromissione della qualità delle cure.

- Incremento del Rischio di Errori: La pressione e la velocità con cui si deve agire possono aumentare il rischio di errori medici. Il personale può essere costretto a prendere decisioni senza avere il tempo di considerare tutte le opzioni, con il rischio di errori diagnostici o terapeutici.

- Riduzione dell'Empatia: Quando i medici e gli infermieri sono sotto pressione, può risultare difficile mantenere un atteggiamento empatico e paziente. Ciò può influire negativamente sulla relazione con il paziente e la sua famiglia, e compromettere la qualità delle cure percepita.
- Affaticamento e Stress: Lavorare sotto pressione costante porta a un rapido esaurimento delle energie, con conseguenti ripercussioni sulla salute fisica e mentale del personale. Il rischio di burnout è elevato, e ciò può avere un impatto diretto sulle prestazioni professionali e sulla qualità della vita.

La Difficoltà nel Gestire Pazienti Critici e Famiglie in Situazioni Delicate

Il pronto soccorso è spesso teatro di situazioni estremamente delicate, in cui è fondamentale gestire non solo il paziente, ma anche il contesto emotivo della sua famiglia. L'interazione con i familiari in momenti di estrema vulnerabilità richiede competenze comunicative e di gestione delle emozioni.

- Comunicazione con le Famiglie: Spesso, il personale del pronto soccorso si trova a dover comunicare notizie difficili ai familiari in condizioni di estrema tensione. La gestione di queste situazioni richiede una sensibilità particolare e la capacità di bilanciare l'empatia con la chiarezza delle informazioni.

- Gestione di Pazienti Agitati o Violenti: In alcuni casi, il pronto soccorso riceve pazienti che sono agitati, confusi o violenti. Queste situazioni richiedono una gestione rapida e sicura per proteggere sia il paziente che il personale, e spesso necessitano dell'intervento di personale specializzato o di risorse aggiuntive, come la sicurezza interna.

- Supporto Psicologico: Anche i familiari di pazienti critici possono richiedere supporto psicologico immediato. Tuttavia, la carenza di risorse e personale dedicato rende difficile offrire il livello di sostegno necessario, mettendo il personale del pronto soccorso in situazioni complicate.

Barriere nella Comunicazione Interprofessionale e Interdisciplinare
La comunicazione efficace è essenziale per il buon funzionamento del pronto soccorso, ma le barriere alla comunicazione possono compromettere la sicurezza del paziente e il coordinamento delle cure. Le differenze nei

protocolli, nelle pratiche e nelle specializzazioni possono creare difficoltà nella trasmissione delle informazioni e nella comprensione reciproca.

- Differenze Culturali e Professionali: Le differ-enze tra discipline e approcci medici possono portare a incomprensioni e tensioni. Un coordinamento efficace richiede la capacità di superare queste barriere e di adattarsi a diversi stili di comunicazione e procedure.

- Tempi Ristretti: La necessità di prendere decisioni rapide rende difficile il dialogo approfondito tra membri del team. La comunicazione può risultare frammentata e rischia di compromettere la qualità delle cure se le informazioni cruciali non vengono condivise tempestivamente.

- Tecnologie Inadeguate: La mancanza di strumenti tecnologici adeguati alla comunicazione interprofessionale e inter-disciplinare può ostacolare il flusso delle informazioni. L'implementazione di sistemi digitali che facilitino il trasferimento dei dati clinici potrebbe migliorare notevolmente l'efficacia del coordinamento.

In conclusione, il reparto d'emergenza, pur essendo un ambiente cruciale per il sistema sanitario, è caratterizzato da una serie di debolezze che devono essere affrontate per migliorare la qualità delle cure e il benessere del personale. Riconoscere e comprendere queste criticità è il primo passo per creare soluzioni innovative e durature che permettano al pronto soccorso di evolversi e rispondere in modo sempre più efficace alle esigenze dei pazienti e dei professionisti.

Parte III

Aspetti Operativi e Logistici

Aspetti Logistici e Strutturali

L'efficienza di un reparto d'emergenza dipende in gran parte dalla logistica e dall'organizzazione degli spazi e delle risorse. L'ottimizzazione del flusso dei pazienti, la corretta distribuzione delle responsabilità e l'uso strategico della tecnologia sono elementi cruciali per garantire il buon funzionamento del pronto soccorso. La logistica, infatti, può fare la differenza tra un servizio in grado di rispondere rapidamente alle emergenze e uno che, al contrario, rallenta le operazioni e mette a rischio i pazienti.

Ottimizzazione del Flusso dei Pazienti e delle Risorse
Un flusso ottimizzato permette di ridurre i tempi di attesa, migliorare la qualità delle cure e diminuire lo stress del personale sanitario. Questo processo inizia con il triage, dove il personale valuta rapidamente le condizioni del paziente e determina la priorità di trattamento. Un triage efficiente non solo permette di identificare immediatamente i pazienti critici, ma consente anche di indirizzare ciascuno verso il percorso assistenziale più appropriato.

- Percorsi Differenziati: Creare percorsi separati per casi critici e non critici riduce la congestione e facilita una gestione più ordinata dei pazienti. Ad esempio, i pazienti con traumi gravi possono essere indirizzati direttamente alla sala di emergenza, mentre quelli con patologie minori possono essere accolti in aree destinate al trattamento ambulatoriale.

- Gestione delle Risorse: L'allocazione strategica delle risorse umane e materiali consente di rispondere in modo più efficace alle emergenze. La disponibilità di strumenti diagnostici e terapeutici deve essere costantemente monitorata, così come la presenza di personale con diverse specializzazioni, in modo da rispondere alle esigenze del momento.

- Minimizzare i Tempi di Attesa: L'uso di sistemi di monitoraggio del flusso e della capacità del reparto permette di ottimizzare i tempi di attesa e di coordinare meglio l'accesso alle diverse risorse, riducendo così i tempi di risposta e aumentando la soddisfazione del paziente.

La Distribuzione delle Responsabilità tra Medici, Infermieri e Tecnici
Il successo di un pronto soccorso dipende dalla capacità del team di lavorare in modo coeso e di assumersi le responsabilità in modo chiaro e definito. La suddivisione dei compiti tra medici,

infermieri e tecnici è essenziale per garantire la rapidità e la qualità dell'assistenza.

- Ruoli Chiari e Specifici: Ogni membro del team deve avere un ruolo ben definito. I medici si concentrano sulla diagnosi e sulle decisioni terapeutiche, mentre gli infermieri si occupano delle procedure di assistenza e dei bisogni immediati del paziente. I tecnici, invece, forniscono supporto specializzato, come la gestione dei macchinari e delle attrezzature.
- Collaborazione Interdisciplinare: La collaborazione tra le diverse figure professionali è fondamentale. La comunicazione chiara e la fiducia reciproca consentono al team di reagire in modo più efficiente e di adattarsi rapidamente alle diverse situazioni. In un contesto di emergenza, è essenziale che ogni membro del team comprenda non solo il proprio ruolo, ma anche quello degli altri, in modo da potersi supportare a vicenda quando necessario.

- Responsabilità e Formazione: Affinché la suddivisione delle responsabilità sia efficace, è importante investire nella formazione continua del personale, offrendo aggiornamenti costanti e programmi di sviluppo delle competenze. Ciò garantisce che ciascun operatore sia sempre pronto ad affrontare le sfide quotidiane e a contribuire al massimo delle proprie capacità.

Spazi Fisici: Come un Design Efficiente Può Salvare Vite

L'organizzazione fisica del reparto è fondamentale per garantire la rapidità e la precisione delle operazioni. Il layout del pronto soccorso deve facilitare il movimento del personale, dei pazienti e delle attrezzature, minimizzando gli ostacoli e riducendo i tempi necessari per accedere ai materiali e alle risorse.

- Zone di Accesso Rapido: La posizione strategica di aree cruciali come la sala traumi, l'area di imaging e il laboratorio di analisi è fondamentale. Una disposizione intelligente può ridurre significativamente i tempi di intervento e migliorare la comunicazione tra i membri del team.

- Modularità e Flessibilità: I reparti di emergenza devono essere in grado di adattarsi rapidamente alle diverse situazioni. Spazi modulari e facilmente riconfigurabili permettono di aumentare o diminuire la capacità di accoglienza in base alle necessità, come nel caso di incidenti di massa o epidemie.

- Privacy e Comfort: Anche se la rapidità è essenziale, non bisogna dimenticare l'importanza di garantire un minimo di privacy e comfort per i pazienti e i loro familiari. Gli spazi di attesa e le aree di ricovero temporaneo dovrebbero essere progettati tenendo conto di questi aspetti, per migliorare l'esperienza complessiva del paziente.

L'Uso della Tecnologia per Migliorare la Logistica e la Gestione dei Casi

La tecnologia gioca un ruolo cruciale nell'efficienza operativa di un reparto d'emergenza, migliorando sia la logistica che la qualità dell'assistenza. Dalla telemedicina agli strumenti di intelligenza artificiale, le innovazioni tecnologiche hanno il potenziale di trasformare il modo in cui si gestiscono le emergenze.

- Telemedicina: L'uso della telemedicina permette ai medici di consultarsi con specialisti a distanza, accelerando il processo decisionale e migliorando la qualità della cura. Questo è particolarmente utile in caso di situazioni complesse, in cui l'opinione di un esperto può fare la differenza tra la vita e la morte.

- Sistemi di Gestione del Flusso: L'implementazione di software per la gestione del flusso dei pazienti consente di monitorare in tempo reale la capacità del reparto e di ottimizzare l'allocazione delle risorse. Questi sistemi possono anche prevedere i picchi di afflusso e suggerire soluzioni per prevenire il sovraffollamento.

- Intelligenza Artificiale e Supporto Decisionale: L'IA può essere utilizzata per analizzare rapidamente i dati clinici e fornire supporto decisionale ai medici, identificando pattern che potrebbero non essere immediatamente evidenti. Inoltre, algoritmi avanzati possono aiutare a ottimizzare il triage e a suggerire i percorsi di trattamento più appropriati per ciascun paziente.

In conclusione, la gestione logistica e strutturale di un reparto d'emergenza è complessa e richiede una pianificazione accurata e l'adozione di tecnologie avanzate. Ottimizzare questi aspetti non solo migliora la rapidità e la qualità delle cure, ma contribuisce anche a ridurre lo stress sul personale e a garantire un ambiente di lavoro più sicuro ed efficiente. Con il supporto delle giuste tecnologie e un design ben studiato, è possibile trasformare il reparto d'emergenza in un luogo di eccellenza, dove il personale è in grado di rispondere prontamente e con efficacia alle emergenze sanitarie.

Luoghi di Lavoro del Medico d'Emergenza

Il medico d'emergenza opera in una varietà di contesti, ciascuno con le proprie sfide, dinamiche e necessità. Dalle grandi strutture ospedaliere ai piccoli centri locali, dalle ambulanze alle cliniche mobili, fino agli scenari estremi delle missioni umanitarie e delle zone di guerra, i luoghi di lavoro del medico d'emergenza richiedono adattabilità e competenze diverse. Lavorare in questi contesti significa affrontare situazioni complesse e spesso imprevedibili, dove ogni decisione può fare la differenza tra la vita e la morte.

Ospedali: Tra Grandi Strutture e Piccoli Centri
Gli ospedali rappresentano il luogo di lavoro più comune per i medici d'emergenza. Le grandi strutture ospedaliere, spesso situate in aree urbane, sono dotate di risorse avanzate e reparti specializzati, ma possono anche essere estremamente caotiche e sovraffollate. I medici d'emergenza che operano in questi ambienti devono gestire flussi di pazienti molto elevati, avere accesso a tecnologie di ultima generazione e collaborare con team multidisciplinari.

- Grandi Ospedali: Le strutture più grandi offrono un'ampia gamma di risorse, inclusi reparti di imaging avanzato, laboratori, sale operatorie e reparti di terapia intensiva. Tuttavia, queste risorse sono spesso condivise con altri reparti, il che può portare a ritardi e difficoltà nella gestione dei casi d'emergenza. In questi ospedali, i medici devono essere abili nel coordinarsi con altre figure professionali e navigare tra i vari livelli della struttura per garantire la migliore assistenza possibile.

- Piccoli Centri e Ospedali di Provincia: Nei piccoli centri ospedalieri, i medici d'emergenza devono spesso fare i conti con risorse limitate e una minore disponibilità di specialisti. Tuttavia, la natura più intima e meno caotica di questi contesti permette ai medici di instaurare un rapporto più diretto con i pazienti. La versatilità e la capacità di improvvisare diventano fondamentali, poiché i medici in queste strutture devono spesso coprire diverse funzioni e affrontare emergenze con meno strumenti a disposizione.

Pronto Soccorso sul Territorio: Ambulanze e Cliniche Mobili

Oltre agli ospedali, i medici d'emergenza lavorano anche sul campo, in ambulanze e cliniche mobili. Questi contesti richiedono una rapidità decisionale estrema e la capacità di intervenire in spazi ridotti, spesso con risorse molto limitate. In questo ambiente, il medico deve essere in grado di fornire assistenza immediata e preparare il paziente per il trasporto verso una struttura ospedaliera.

- Ambulanze: I medici che operano a bordo di ambulanze devono essere capaci di stabilizzare i pazienti in modo rapido ed efficace. Il loro lavoro è supportato da paramedici e infermieri specializzati, con cui devono coordinarsi in maniera perfetta. Spesso, la gestione dei casi avviene in movimento, tra la strada e la destinazione finale, con una necessità costante di monitorare e adattare il trattamento in base all'evoluzione delle condizioni del paziente.

- Cliniche Mobili: Le cliniche mobili sono particolarmente utili in contesti rurali o nelle aree dove le strutture ospedaliere non sono facilmente accessibili. Questi centri, spesso allestiti in veicoli o strutture temporanee, offrono un'assistenza sanitaria di base ma possono anche essere attrezzati per gestire emergenze. In queste situazioni, il medico deve essere particolarmente versatile e pronto ad affrontare una vasta gamma di problemi medici con risorse ridotte.

Missioni Umanitarie e Zone di Guerra: Medicina d'Emergenza in Condizioni Estreme

La medicina d'emergenza diventa particolarmente impegnativa in missioni umanitarie e in zone di guerra, dove le condizioni sono estremamente difficili e le risorse molto limitate. I medici d'emergenza che operano in questi contesti devono avere una preparazione specifica e una resistenza fisica e mentale eccezionale. Lavorare in questi luoghi significa spesso confrontarsi con casi complessi, in condizioni sanitarie precarie, e con un continuo rischio per la propria sicurezza.

- Contesti di Conflitto: In zone di guerra, i medici d'emergenza non solo trattano ferite gravi da trauma, come quelle causate da esplosioni e armi da fuoco, ma devono anche affrontare sfide logistiche, come la mancanza di attrezzature, farmaci e personale di supporto. La velocità è essenziale, poiché la mancanza di sicurezza e l'instabilità delle aree di conflitto impongono interventi rapidi e mirati.

- Missioni Umanitarie: Le missioni umanitarie richiedono una grande capacità di adattamento. I medici devono essere pronti ad affrontare patologie che non incontrerebbero normalmente nei contesti urbani, come malattie tropicali e infezioni endemiche, e a lavorare in ambienti dove spesso mancano anche le risorse più basilari. È fondamentale essere autosufficienti, adattabili e disposti a operare con mezzi di fortuna per salvare vite.

Gli Elisoccorritori e il Lavoro in Elicottero
L'elisoccorso rappresenta una delle sfide più emozionanti e complesse della medicina d'emergenza. Gli elisoccorritori operano in contesti estremamente difficili, dove il tempo è il fattore critico, e spesso devono intervenire in aree remote o difficili da raggiungere. Lavorare in un elicottero richiede non solo competenze mediche, ma anche una formazione specifica per gestire le difficoltà operative e logistiche di questo ambiente.

- Interventi in Aree Remote: L'elisoccorso permette di raggiungere rapidamente pazienti in aree montane, isole o zone impervie, dove il trasporto via terra sarebbe impossibile o troppo lento. Gli elisoccorritori devono essere pronti a stabilizzare i pazienti in condizioni difficili, spesso in movimento e con uno spazio limitato.

- Lavorare in Team a Bordo: A bordo di un elicottero, il medico d'emergenza lavora a stretto contatto con piloti e tecnici di volo. La comunicazione e il coordinamento sono essenziali, poiché il rumore e le vibrazioni dell'elicottero rendono ogni manovra più complessa. Il team deve operare come un'unità ben sincronizzata, dove ogni errore può avere conseguenze gravi.

- Formazione e Sicurezza: Per lavorare nell'elisoccorso, i medici devono sottoporsi a una formazione specifica che include tecniche di sicurezza, gestione delle emergenze a bordo e interventi in condizioni estreme. La sicurezza è sempre una priorità, poiché le operazioni possono essere pericolose e il rischio di incidenti è elevato.

Navi: Assistenza Medica in Mare Aperto
I medici d'emergenza che operano su navi devono gestire una gamma diversificata di situazioni in un ambiente unico. Sia che si tratti di navi da crociera, navi mercantili o imbarcazioni militari, il medico deve far fronte alle emergenze con risorse limitate e senza la possibilità di trasferire rapidamente il paziente in una struttura ospedaliera. L'isolamento e le condizioni meteorologiche possono aggiungere ulteriore complessità all'assistenza medica.

La Casa Bianca e Altre Istituzioni Governative
I medici d'emergenza sono anche impiegati in istituzioni di alta sicurezza come la Casa Bianca, dove devono essere pronti a rispondere rapidamente a qualsiasi tipo di emergenza medica che coinvolga personale o figure di

rilievo. Questo ambiente richiede una preparazione specifica per situazioni di emergenza che includono possibili attentati o crisi di salute pubblica. La sicurezza e la riservatezza sono aspetti centrali del lavoro in questi contesti.

Istituzioni: Ambasciate e Sedi Internazionali
I medici d'emergenza possono essere chiamati a lavorare in sedi internazionali come ambasciate, consolati o istituzioni delle Nazioni Unite. In questi ambienti, devono garantire assistenza sanitaria a personale diplomatico, personale internazionale o cittadini in difficoltà. Questi incarichi richiedono non solo competenze mediche, ma anche la capacità di adattarsi a normative e protocolli di sicurezza specifici del contesto internazionale.

In ognuno di questi contesti, il medico d'emergenza affronta sfide diverse, ma tutti richiedono capacità di adattamento, competenze tecniche e un'elevata resistenza allo stress. Operare in una varietà di luoghi permette di acquisire esperienze uniche e offre la possibilità di crescere sia professionalmente che personalmente.

Spazi Fisici e Ambienti di Lavoro Efficaci

Ottimizzare l'ambiente del pronto soccorso per un'assistenza sanitaria di qualità
Il pronto soccorso è un ambiente frenetico, dove ogni secondo conta. Per garantire che il personale sanitario possa operare in modo efficace e che i pazienti ricevano cure tempestive, è fondamentale progettare spazi fisici e ambienti di lavoro che ottimizzino il flusso e la funzionalità. In questo capitolo, esamineremo come un design strategico può migliorare la gestione delle emergenze, promuovere la qualità del lavoro del personale e creare un ambiente sicuro e confortevole per tutti.

Design funzionale: ottimizzare il layout del pronto soccorso per un flusso efficiente
Un layout ben progettato è cruciale per facilitare il flusso di lavoro nel pronto soccorso, minimizzando i tempi di attesa e massimizzando l'efficienza. È importante che le diverse aree del pronto soccorso siano disposte in modo logico e accessibile, per evitare inutili spostamenti del personale e dei pazienti.

Esempio pratico:

In un pronto soccorso di una grande metropoli, la direzione decide di riprogettare il layout seguendo il principio del flusso lineare. Le aree di triage, osservazione, trattamento e radiologia sono posizionate in sequenza, riducendo il tempo necessario per il trasferimento dei pazienti tra le diverse zone. Ad esempio, un paziente che arriva per un trauma cranico viene triato e, senza dover attraversare l'intero reparto, viene immediatamente condotto nella sala di osservazione adiacente. Questa disposizione ha portato a una riduzione del 30% dei tempi di attesa, consentendo al personale di gestire più pazienti in modo tempestivo e aumentando la soddisfazione generale dei pazienti.

Strategia:
Implementare pannelli di segnalazione chiari e visibili e percorsi di accesso dedicati per i pazienti e il personale può ulteriormente migliorare l'efficienza e il flusso. È utile anche formare il personale sull'ottimizzazione del percorso di lavoro per garantire che ogni membro del team comprenda il layout e le procedure.

Progettazione di spazi per migliorare la gestione delle emergenze e la qualità del lavoro del personale
La progettazione di spazi deve anche tenere conto delle necessità operative specifiche legate

alla gestione delle emergenze. La creazione di aree specializzate per la stabilizzazione e il trattamento rapido può fare una differenza significativa nella qualità delle cure.

Esempio pratico:
Un ospedale ha creato una "Area di Stabilizzazione" nel pronto soccorso, una sezione dedicata a pazienti in condizioni critiche che necessitano di interventi immediati. Questa area è dotata di attrezzature di emergenza, monitoraggio in tempo reale e personale specializzato. Quando un paziente con un arresto cardiaco arriva, il team è in grado di intervenire immediatamente senza dover trasportare il paziente in un'altra sala, riducendo il tempo di attesa e migliorando significativamente gli esiti clinici.

Strategia:
Investire in attrezzature modulari e mobili che possono essere rapidamente adattate alle necessità del momento. Per esempio, letti e strumenti facilmente spostabili possono essere configurati per trattare diversi tipi di emergenze in base alle necessità del flusso di pazienti.

Creare ambienti sicuri e confortevoli per pazienti e personale
La qualità dell'ambiente fisico influisce notevolmente sul benessere del personale e sull'esperienza del paziente. È importante

progettare spazi che non solo garantiscano la sicurezza, ma che siano anche confortevoli e accoglienti.

Esempio pratico:
Un pronto soccorso ha deciso di ridisegnare l'area di attesa dei pazienti per renderla più accogliente. Sono stati aggiunti poltrone ergonomiche, colori rilassanti e un'illuminazione soft. Inoltre, è stata creata un'area per i familiari, con schermi che forniscono aggiornamenti sulla situazione dei pazienti. Queste modifiche hanno ridotto i livelli di ansia tra i pazienti e le famiglie, creando un ambiente di attesa più sereno e riducendo il numero di lamentele. Il personale ha anche notato un miglioramento nella propria qualità di lavoro, con un ambiente più rilassato che ha contribuito a una maggiore produttività.

Strategia:
Incoraggiare l'uso di materiali fonoassorbenti e piante per migliorare l'acustica e la qualità dell'aria nel pronto soccorso. La creazione di spazi verdi o aree di riposo per il personale può aiutare a ridurre lo stress e il burnout, migliorando il benessere generale del team.

Conclusioni
La progettazione efficace degli spazi fisici nel pronto soccorso è fondamentale per migliorare il flusso di lavoro, la gestione delle emergenze e

il benessere di pazienti e personale. Attraverso un layout strategico, aree specializzate e ambienti confortevoli, i pronto soccorso possono ottimizzare le loro operazioni e garantire cure di alta qualità. Investire in spazi funzionali e accoglienti non solo aiuta a rispondere meglio alle emergenze, ma crea anche un'atmosfera di supporto che è vitale per il personale e i pazienti in situazioni di alta pressione. La progettazione degli spazi è un elemento cruciale per il successo dell'assistenza sanitaria in pronto soccorso, e ogni miglioramento può fare una differenza significativa nella vita di chi si trova a dover affrontare un'emergenza.

Parte IV

Relazioni e Comunicazione

Relazione con i Pazienti e le Famiglie

La gestione della relazione con i pazienti e le loro famiglie rappresenta un aspetto fondamentale del lavoro di un medico d'emergenza. In situazioni di emergenza, i pazienti sono spesso in stato di shock, panico o dolore acuto, mentre le loro famiglie vivono momenti di ansia e preoccupazione. Per questo, i medici devono saper comunicare in modo efficace e gestire le emozioni delle persone coinvolte, riuscendo a trasmettere sicurezza e chiarezza anche in circostanze complesse.

Gestione delle Emozioni in Situazioni di Emergenza
Le situazioni d'emergenza mettono a dura prova le emozioni sia dei pazienti che del personale sanitario. La capacità di un medico d'emergenza di rimanere calmo e composto è cruciale per affrontare al meglio questi momenti critici.

- Sapersi Controllare: La gestione delle proprie emozioni è il primo passo per poter aiutare efficacemente gli altri. I medici d'emergenza devono riuscire a mantenere la calma e a non farsi sopraffare dalla pressione della situazione. Tecniche di respirazione, mindfulness e un addestramento specifico alla gestione dello stress sono utili per mantenere la lucidità e prendere decisioni rapide.

- Empatia e Presenza: Anche in situazioni concitate, è importante che il medico mostri empatia e interesse verso il paziente e i suoi familiari. Un contatto visivo, un tono di voce rassicurante e un linguaggio corporeo aperto possono contribuire a calmare chi è in uno stato di agitazione. Mostrare empatia non solo è un atto di umanità, ma aiuta anche a stabilire un rapporto di fiducia e a migliorare la collaborazione del paziente.

- Concentrazione sul Presente: In un contesto d'emergenza, è facile che il paziente o i familiari possano essere sopraffatti dalla paura o dai pensieri negativi sul futuro. Il medico, in questi casi, può essere di grande aiuto riportando l'attenzione sul presente, spiegando passo per passo cosa sta accadendo e cosa sarà fatto immediatamente per stabilizzare la situazione.

Comunicazione Efficace con Pazienti in Stato di Shock o Panico
La comunicazione efficace è essenziale per il successo di qualsiasi intervento d'emergenza. In queste situazioni, i pazienti possono essere confusi, spaventati o incapaci di comprendere

pienamente ciò che sta accadendo. Il medico d'emergenza deve quindi adottare una modalità di comunicazione chiara, semplice e diretta.

- Linguaggio Semplice e Diretto: In momenti di panico, le informazioni complesse o il linguaggio tecnico possono causare ulteriori confusione e stress. Il medico deve utilizzare un linguaggio semplice e frasi brevi, spiegando cosa sta succedendo e cosa farà per aiutare il paziente.

- Ascolto Attivo: È importante non solo parlare, ma anche ascoltare. Il paziente può avere domande, paure o dubbi che devono essere accolti e, se possibile, risolti. Anche un breve momento dedicato all'ascolto può fare la differenza nel migliorare il rapporto e aiutare il paziente a sentirsi compreso.

- Controllo del Tono di Voce: Un tono di voce calmo, fermo e rassicurante può contribuire notevolmente a ridurre l'ansia del paziente. Anche il volume della voce deve essere adeguato alla situazione: parlare troppo forte può generare allarme, mentre parlare troppo piano può dare l'impressione di insicurezza.

- Riduzione degli Stimoli Stressanti: Durante la comunicazione con un paziente in stato di shock o panico, è utile limitare il numero di persone presenti e ridurre al minimo i rumori e le distrazioni. Questo aiuta il paziente a focalizzarsi sulle parole del medico e a sentirsi meno sopraffatto dalla situazione circostante.

Supporto alle Famiglie in Momenti di Crisi: Trasmettere Sicurezza e Chiarezza
Quando un paziente è in pericolo, anche i familiari vivono un momento di grande crisi. Il ruolo del medico d'emergenza è anche quello di sostenere emotivamente le famiglie, fornendo loro informazioni chiare e rassicuranti.

- Informazioni Chiare e Oneste: I familiari hanno bisogno di sapere cosa sta succedendo e quale sia la gravità della situazione. È importante essere sinceri e onesti, ma allo stesso tempo rassicuranti. Evitare termini tecnici o dettagli medici troppo complessi permette di mantenere la comunicazione accessibile e comprensibile.

- Spiegare le Procedure e i Prossimi Passi: Spiegare quali saranno i passaggi successivi è cruciale per ridurre l'ansia e dare ai familiari un senso di controllo sulla situazione. La chiarezza nei tempi e nelle modalità d'intervento permette di ridurre le incertezze e di preparare i familiari a ciò che sta per avvenire.

- Offrire un Sostegno Emotivo: I familiari hanno bisogno di sentirsi compresi e sostenuti. Il medico può dedicare un breve momento per offrire parole di conforto, trasmettere empatia e rassicurare sulla competenza del team medico. In molti casi, un semplice contatto fisico, come una stretta di mano, può trasmettere il sostegno del medico ai familiari.

- Creare un Ambiente di Supporto: In situazioni particolarmente critiche, è utile che il medico crei un ambiente in cui i familiari possano esprimere le loro preoccupazioni, fare domande e cercare conforto. Se necessario, coinvolgere uno psicologo o un assistente sociale per fornire ulteriore supporto può essere un passo importante per gestire al meglio il carico emotivo dei familiari.

- Monitorare le Risposte Emotive: I familiari possono reagire in modi diversi alla crisi, manifestando panico, rabbia o disperazione. Il medico deve essere pronto a riconoscere queste emozioni e a rispondere adeguatamente, mantenendo un atteggiamento professionale ma allo stesso tempo empatico.

In ogni situazione d'emergenza, il medico ha un ruolo cruciale non solo nel fornire cure mediche, ma anche nel sostenere emotivamente i pazienti e le loro famiglie. La capacità di gestire le emozioni, di comunicare efficacemente e di offrire supporto in momenti difficili rappresenta una componente essenziale della medicina d'emergenza, che rende questo lavoro unico e straordinario.

L'Empatia nel Pronto Soccorso

L'urgenza che non si vede
Immagina di essere un paziente che arriva al pronto soccorso. Il cuore batte all'impazzata, il respiro è corto, e l'incertezza è il tuo unico compagno. Non sai cosa ti sta succedendo, ma il dolore e la paura sono reali. Ogni minuto ti sembra un'eternità. Ora immagina che, mentre aspetti con il cuore in gola, un'infermiera si avvicina a te, ti guarda negli occhi, ti tocca leggermente il braccio e ti dice: "Sono qui per aiutarti. Respira con me, vedrai che ci prendiamo cura di te." In un istante, senza nemmeno un medicinale, il tuo livello di stress si riduce. Questo è il potere dell'empatia nel contesto dell'emergenza.

Definizione di Empatia: Cos'è e perché è cruciale nel contesto dell'emergenza
L'empatia, in termini semplici, è la capacità di comprendere e condividere i sentimenti di un'altra persona. Non è solo ascoltare, ma anche sentire l'emozione dell'altro, essere presenti. Nel contesto del pronto soccorso, è una competenza tanto preziosa quanto un monitor cardiaco o un ventilatore. Quando i pazienti arrivano in emergenza, spesso non stanno solo lottando contro un problema fisico, ma anche contro il panico, la confusione e la

paura. L'empatia permette agli operatori sanitari di andare oltre la superficie del sintomo e vedere la persona nella sua interezza.

Un paziente terrorizzato da un dolore al petto può manifestare una tensione così alta che i sintomi si amplificano. Un sorriso rassicurante, un "sono con te", possono fare la differenza tra un'escalation di ansia e un processo di cura che inizia già a dare risultati. In quei momenti di caos, l'empatia diventa un antidoto, uno strumento terapeutico, che permette al paziente di sentirsi al sicuro, compreso, umano. Questo, nel pronto soccorso, è spesso l'inizio della guarigione.

Tecniche per sviluppare l'empatia: Esercizi pratici per il personale sanitario
Se l'empatia può sembrare una qualità innata, è possibile svilupparla e affinarla con la pratica. Gli operatori sanitari, che sono esposti quotidianamente al dolore, allo stress e al sovraccarico emotivo, spesso costruiscono una barriera naturale per proteggersi dall'assorbire il carico emotivo. Tuttavia, con esercizi mirati, si può sviluppare un'empatia sana e funzionale che migliora la relazione con i pazienti senza appesantire chi presta le cure.

1. L'ascolto attivo
Un esercizio semplice ma potente è quello di ascoltare veramente il paziente. Mentre si

raccolgono i dati clinici, fermarsi per qualche secondo e prestare attenzione al tono della voce, alle espressioni facciali e al linguaggio del corpo. Non basta ascoltare le parole, ma catturare ciò che il paziente non sta dicendo apertamente. Ad esempio, un paziente con un problema respiratorio può non solo manifestarsi affanno, ma anche terrore per la possibilità di non riuscire a sopravvivere. Prestare attenzione a queste sfumature e offrire rassicurazione diventa un esercizio quotidiano fondamentale.

2. Il metodo della sedia vuota

Questo esercizio prevede di immaginare, dopo un turno stressante, di sedersi su una sedia vuota di fronte a sé e di parlare dal punto di vista del paziente. "Come mi sono sentito? Quali erano le mie paure? Come avrei voluto essere trattato?" Questa riflessione aiuta il personale a rivedere la propria giornata con una lente diversa, sviluppando una maggiore sensibilità nei confronti delle emozioni dei pazienti.

3. Tecnica del respiro condivisa

Una delle tecniche più efficaci nelle situazioni di emergenza, soprattutto quando il paziente è in uno stato di ansia acuta, è quella di sincronizzare il proprio respiro con quello del paziente. Invitare il paziente a prendere un respiro profondo insieme a te, in modo calmo e controllato, trasmette sicurezza e controllo. È un piccolo gesto che può avere un impatto enorme sulla calma e la fiducia di chi sta vivendo un momento critico.

L'impatto dell'empatia sulla qualità delle cure
L'empatia non è solo una questione etica o morale: è uno strumento clinico che ha un impatto diretto sugli esiti dei pazienti. Numerosi studi hanno dimostrato che un approccio empatico non solo migliora la soddisfazione del paziente, ma riduce anche la durata della degenza, diminuendo l'uso di farmaci analgesici e tranquillizzanti e migliora l'aderenza alle terapie post-dimissione.

Esempio pratico 1: Il paziente agitato
Immagina un paziente che entra al pronto soccorso con dolore toracico. La sua paura principale è di avere un infarto. Prima ancora che gli venga somministrato un farmaco, un medico si siede accanto a lui, gli chiede cosa sta provando e lo rassicura che farà tutto il possibile per capire cosa sta succedendo. Questa semplice azione, questa pausa per connettersi con il paziente, fa abbassare i livelli di cortisolo (l'ormone dello stress) e permette alla squadra di lavorare in modo più efficace, senza dover lottare contro l'ansia incontrollata del paziente.

Esempio pratico 2: La famiglia in attesa
Un altro esempio potente si trova nell'impatto che l'empatia ha non solo sul paziente, ma anche sui familiari. Una madre aspetta con il

cuore in gola mentre suo figlio è in sala operatoria. Un'infermiera si ferma un attimo per darle un aggiornamento, le parla con calma, le sorride e le offre una tazza di tè. Nonostante la gravità della situazione, quel piccolo gesto umano riduce la tensione emotiva e fa sentire la madre considerata e supportata.

Conclusioni
L'empatia non è solo un "nice to have" nel pronto soccorso, è una necessità clinica. Quando il personale sanitario pratica l'empatia, non solo migliora la qualità della relazione con il paziente, ma influisce positivamente sull'intero processo di cura, portando a risultati clinici migliori. In un ambiente dove la pressione è costantemente alta e ogni decisione conta, l'empatia diventa una delle competenze più potenti che un operatore sanitario possa sviluppare. Una parola gentile, un tocco rassicurante, un ascolto attento: in quei momenti, non stai solo curando un corpo, ma anche l'anima. E spesso, è questo che salva la vita.

Comunicazione Efficace

Il suono delle parole e il silenzio che parla
Nel caos del pronto soccorso, dove ogni secondo può fare la differenza tra la vita e la morte, le parole devono essere precise, i gesti attenti, e il silenzio scelto con cura. La comunicazione non è solo un veicolo di informazioni, ma uno strumento che, se usato correttamente, può guidare un team attraverso momenti critici e aiutare un paziente a superare la paura e l'incertezza. La comunicazione efficace nel contesto d'emergenza è il fondamento della fiducia, dell'efficienza operativa e della cura umana.

Principi della comunicazione nel contesto d'emergenza
Quando si parla di emergenze, la comunicazione si trova sotto pressione, proprio come le persone che la utilizzano. Chiarezza, rapidità e assertività sono le tre qualità principali. Le parole devono essere scelte con cura, evitando ambiguità, perché un'informazione mal compresa può comportare errori con conseguenze gravi. Tuttavia, la rapidità non può sacrificare l'empatia o la completezza del messaggio.

1. Chiarezza e semplicità

Un principio fondamentale della comunicazione in emergenza è mantenere le informazioni il più possibile chiare e concise. Ad esempio, durante la gestione di un arresto cardiaco, il team leader potrebbe dare istruzioni semplici e dirette: "Inizia compressioni. Somministra adrenalina. Monitor per il ritmo." Ogni parola conta, ogni secondo è vitale. La semplicità del linguaggio riduce il margine di errore.

2. L'uso dell'assertività
In situazioni critiche, la comunicazione assertiva può salvare vite. Ogni membro del team deve sentire di poter esprimere la propria opinione, senza timore di gerarchie. Questo approccio, chiamato "assertività graduale", incoraggia anche i membri junior del personale a farsi avanti. Ad esempio, se un infermiere nota un'anomalia durante un'emergenza, deve sentirsi sicuro nel dire: "Dottore, credo che il paziente stia peggiorando," anche in mezzo al frastuono della sala. In questo modo, il team lavora insieme come una macchina ben oliata.

3. Il principio del feedback immediato
Il feedback immediato è cruciale per evitare errori. Immagina una situazione in cui un medico chiede di preparare un farmaco: "Prepara 5 milligrammi di adrenalina." Il feedback immediato da parte dell'infermiere sarebbe: "5 milligrammi di adrenalina, pronto."

Questa semplice tecnica riduce drasticamente la probabilità di errori, perché le informazioni vengono confermate in tempo reale.

Ascolto attivo: L'importanza di ascoltare attentamente i pazienti e le famiglie
In pronto soccorso, l'ascolto attivo è spesso la differenza tra una cura superficiale e una profonda comprensione del problema del paziente. Spesso ci si concentra su ciò che si deve fare, dimenticando che prima di tutto bisogna ascoltare.

1. Ascoltare con intenzione
L'ascolto attivo richiede che il personale sanitario si prenda il tempo per capire non solo cosa dice il paziente, ma anche come lo dice. Ciò include prestare attenzione al tono della voce, al ritmo delle parole e alle pause. Un paziente che lamenta "mal di stomaco" con una voce tremante potrebbe non avere solo un disturbo gastrointestinale, ma anche paura di qualcosa di più serio, come un attacco di cuore. Riconoscere questa sfumatura cambia completamente l'approccio clinico.

Esempio pratico:
Un paziente anziano entra in pronto soccorso per un dolore addominale vago. I sintomi sembrano banali, ma l'infermiera nota che ogni volta che il paziente parla del dolore, il suo sguardo si abbassa, come se volesse nascondere

qualcos'altro. L'infermiera decide di fare una domanda aperta: "C'è qualcos'altro che la preoccupa?" A quel punto il paziente ammette che sta anche vivendo uno stress emotivo per la recente perdita del coniuge, un'informazione cruciale per capire il contesto psicologico che influenza i sintomi.

2. Ascolto attivo con i familiari
Spesso sono i familiari a offrire dettagli fondamentali sullo stato di salute del paziente. In una situazione d'emergenza, può essere facile ignorare ciò che stanno cercando di dire, specialmente quando c'è frenesia. Tuttavia, l'ascolto attento dei loro timori e delle loro osservazioni può offrire informazioni che il paziente stesso non è in grado di comunicare.

Immagina una madre che arriva disperata con il suo bambino di tre anni, che ha avuto un attacco di febbre alta. Anche se il medico è concentrato sul bambino, ascoltare la madre potrebbe rivelare una storia clinica di convulsioni febbrili, informazioni essenziali che potrebbero fare la differenza nel trattamento.

Comunicazione non verbale: Come il linguaggio del corpo può influenzare la percezione dei pazienti
La comunicazione non verbale rappresenta circa il 60-70% della comunicazione umana, e nel contesto del pronto soccorso, il linguaggio

del corpo può essere tanto potente quanto le parole stesse.

1. Il potere della postura
Immagina di essere un paziente preoccupato, disteso su un lettino d'ospedale. Un medico si avvicina a te, con le braccia incrociate, lo sguardo rivolto ai monitor, parlando velocemente e con distacco. Anche se le sue parole sono chiare, il suo linguaggio del corpo comunica un senso di distanza e mancanza di interesse. Al contrario, se quel medico si avvicinasse, si abbassasse al tuo livello, ti guardasse negli occhi e annuisse mentre ti parla, la percezione cambierebbe radicalmente.

2. Il contatto visivo
Il contatto visivo è un elemento cruciale della comunicazione non verbale. Quando un operatore sanitario guarda il paziente negli occhi mentre parla, trasmette attenzione e sicurezza. In una situazione di emergenza, dove il paziente si sente vulnerabile, il contatto visivo può essere una forma potente di rassicurazione. È un modo di dire: "Ti vedo, sono qui con te."
Esempio pratico:
Un paziente arriva al pronto soccorso dopo un incidente stradale. È spaventato, dolorante e disorientato. Un'infermiera si avvicina a lui, gli prende la mano e dice con voce calma: "Stai facendo un ottimo lavoro. Siamo qui per aiutarti." In quel momento, il tocco e il contatto

visivo sono altrettanto terapeutici delle parole. Il paziente si sente sostenuto, la sua ansia diminuisce e il team può continuare il trattamento con maggiore facilità.

3. I piccoli gesti che contano
Spesso, nel frastuono dell'emergenza, i piccoli gesti non verbali passano inosservati, ma per i pazienti fanno la differenza. Un sorriso, un annuire rassicurante, un tocco gentile sulla spalla: sono tutte azioni che comunicano vicinanza e cura, molto più delle parole. Questi gesti aiutano a creare un clima di fiducia e a stabilire una connessione emotiva con il paziente e i familiari, un aspetto che può influenzare positivamente l'esperienza complessiva del pronto soccorso.

Conclusioni
La comunicazione efficace nel pronto soccorso è un'arte complessa, fatta di parole misurate, ascolto attento e gesti silenziosi ma potenti. Quando il personale sanitario padroneggia questa abilità, non solo migliora la qualità del trattamento clinico, ma riduce lo stress e l'ansia di chi si trova in una situazione di vulnerabilità estrema. In questo contesto, ogni parola, ogni gesto e ogni sguardo può fare la differenza tra un paziente che si sente solo e uno che si sente accompagnato verso la guarigione.

Comunicazione Interprofessionale e Interdisciplinare

La comunicazione interprofessionale e interdisciplinare nel pronto soccorso è fondamentale per garantire un'assistenza tempestiva ed efficace ai pazienti. In un ambiente dove le decisioni devono essere prese in un tempo brevissimo, la collaborazione tra diverse figure professionali è essenziale. Questo capitolo esplorerà l'importanza della comunicazione interprofessionale, le tecniche per migliorare questa comunicazione e fornirà esempi pratici di come una buona comunicazione possa trasformare i risultati dei pazienti.

L'Importanza della Comunicazione Interprofessionale
Nel pronto soccorso, le squadre sono composte da medici, infermieri, tecnici, assistenti sociali e altri professionisti della salute. Ognuno di questi ruoli ha competenze specifiche che, se integrate in modo efficace, possono migliorare significativamente la qualità delle cure. Tuttavia, senza una comunicazione chiara e aperta, si possono verificare malintesi che

possono compromettere la sicurezza del paziente e l'efficacia dell'intervento.

Esempio Pratico: Rounds Interdisciplinari
Un ospedale ha implementato un sistema di rounds interdisciplinari giornalieri, in cui un team composto da medici, infermieri, farmacisti e assistenti sociali si riunisce per discutere i casi dei pazienti. Durante questi incontri, ogni professionista condivide la propria prospettiva e fornisce aggiornamenti sui pazienti. Questo approccio ha portato a una riduzione significativa degli errori di medicazione, poiché i farmacisti possono chiarire le prescrizioni e i possibili effetti collaterali prima che vengano somministrati i farmaci.

Tecniche per Migliorare la Comunicazione Interprofessionale
1. Standardizzazione della Comunicazione
Utilizzare strumenti e protocolli standardizzati può facilitare la comunicazione tra diverse discipline. L'uso di un linguaggio comune e la definizione di ruoli e responsabilità aiutano a evitare fraintendimenti.

Esempio Pratico: Protocollo SBAR
Un pronto soccorso ha adottato il protocollo SBAR (Situation, Background, Assessment, Recommendation) per le comunicazioni tra infermieri e medici. Questo strumento fornisce una struttura chiara per comunicare

informazioni critiche. Ad esempio, un'infermiera può dire:

- Situazione: "Il paziente in sala triage presenta una saturazione di ossigeno del 85%."
- Background: "Il paziente ha una storia di BPCO."
- Valutazione: "Ho già somministrato ossigeno a 2 litri."
- Raccomandazione: "Consiglio di valutare la necessità di un broncodilatatore."

L'adozione di questo protocollo ha migliorato notevolmente la chiarezza delle comunicazioni e ha accelerato le decisioni cliniche.

2. Formazione e Sensibilizzazione

La formazione continua è cruciale per promuovere la comunicazione efficace. I membri del team devono essere formati non solo sulle loro competenze tecniche, ma anche sulla comunicazione interprofessionale.

Esempio Pratico: Workshop di Comunicazione
Un ospedale ha organizzato workshop di formazione sulla comunicazione efficace e la risoluzione dei conflitti. Questi workshop hanno incluso role-playing e simulazioni per praticare le abilità comunicative in situazioni ad alta pressione. Dopo la formazione, è stato osservato un miglioramento nella collaborazione tra medici e infermieri, con una maggiore condivisione delle informazioni e un'atmosfera di lavoro più positiva.

3. Collaborazione e Supporto Reciproco

La creazione di un ambiente in cui i membri del team si sentono liberi di esprimere le proprie opinioni e suggerimenti è fondamentale. Quando le figure professionali collaborano attivamente, si favorisce la fiducia e il rispetto reciproco.

Esempio Pratico: Team di Crisi
Durante un'emergenza, un team di pronto soccorso ha creato un gruppo di crisi in cui tutte le professioni erano rappresentate. In situazioni di alta pressione, come il trattamento di un trauma grave, ogni membro ha avuto l'opportunità di contribuire con le proprie competenze. I paramedici hanno condiviso informazioni sull'arrivo del paziente, i medici hanno condotto la valutazione clinica, e gli infermieri hanno gestito le linee di comunicazione con i familiari. Questa sinergia ha portato a un intervento tempestivo e a un esito positivo per il paziente.

4. Feedback e Miglioramento Continuo

Un sistema di feedback regolare permette al personale di riflettere sulle proprie pratiche e su come migliorare la comunicazione. Le riunioni post-evento possono essere utili per discutere successi e aree di miglioramento.

Esempio Pratico: Debriefing dopo Situazioni Critiche

Dopo un evento critico, il team di pronto soccorso ha tenuto una sessione di debriefing per analizzare cosa fosse andato bene e cosa potesse essere migliorato. Attraverso un dialogo aperto, i membri hanno identificato che alcune informazioni cruciali non erano state comunicate efficacemente durante l'emergenza. Sono state sviluppate nuove strategie per garantire che le informazioni vitali siano sempre condivise in modo chiaro durante situazioni simili in futuro.

Conclusioni
La comunicazione interprofessionale e interdisciplinare è la spina dorsale del pronto soccorso efficace. Investire in tecniche di comunicazione, formazione e opportunità di feedback non solo migliora la sicurezza del paziente, ma promuove anche un ambiente di lavoro collaborativo e armonioso. La sfida consiste nel riconoscere che ogni membro del team, con le proprie competenze uniche, contribuisce al benessere dei pazienti e al successo complessivo del pronto soccorso. In un mondo in continua evoluzione, una comunicazione efficace rimane un elemento chiave per affrontare le sfide della medicina d'emergenza.

Gestione del Conflitto

La tempesta prima della calma
Nel pronto soccorso, il conflitto è inevitabile. Tra il rumore delle sirene, i monitor che suonano e i pazienti che chiedono disperatamente aiuto, le tensioni possono esplodere in qualsiasi momento. I conflitti possono nascere tra il personale, tra il personale e i pazienti, o persino tra i familiari e il team medico. Il contesto ad alta pressione in cui si opera rende ogni piccola scintilla potenzialmente incendiaria. Ma imparare a gestire il conflitto non solo è possibile, è fondamentale. La capacità di risolvere le tensioni in modo rapido e costruttivo può fare la differenza non solo nel mantenere un ambiente operativo efficiente, ma anche nel migliorare la qualità delle cure.

Identificazione delle fonti di conflitto: Cause comuni di tensione nel pronto soccorso
Per risolvere un conflitto, è necessario prima comprenderne le cause. Nel pronto soccorso, le fonti di tensione possono essere molteplici e spesso sono legate alle emozioni elevate, alle aspettative non soddisfatte e alle risorse limitate.

1. Stress e sovraccarico di lavoro

Uno dei fattori principali di conflitto è il sovraccarico di lavoro. Turni lunghi e senza pausa, emergenze continue e l'impossibilità di soddisfare tutte le richieste contemporaneamente possono portare il personale a sentirsi sopraffatto. L'esaurimento emotivo può rendere qualsiasi piccolo inconveniente una fonte di tensione. Ad esempio, un'infermiera che ha appena finito una serie di turni notturni potrebbe reagire in modo eccessivo a una richiesta apparentemente semplice di un medico, perché il suo livello di tolleranza allo stress è al limite.

2. Aspettative irrealistiche dei pazienti e delle famiglie
In molti casi, i pazienti e le loro famiglie entrano al pronto soccorso aspettandosi un intervento immediato e risolutivo. Ma la realtà del pronto soccorso è che le priorità vengono stabilite in base alla gravità dei casi. Ciò può generare incomprensioni e conflitti. Un paziente con un forte dolore, che non capisce perché altri vengano trattati prima di lui, può diventare ostile, sentendosi ignorato o sottovalutato.

3. Differenze nelle opinioni cliniche
Il conflitto può anche sorgere all'interno del team stesso, specialmente quando si presentano opinioni diverse sul trattamento da seguire. Ad esempio, un medico può voler adottare un approccio conservativo in un caso di trauma,

mentre un altro preferisce un intervento più aggressivo. Quando queste differenze emergono in momenti critici, la tensione può salire rapidamente.

**Tecniche di risoluzione del conflitto:
Strategie per affrontare e risolvere i conflitti in modo costruttivo**
Una volta identificate le cause del conflitto, il passo successivo è affrontarlo in modo costruttivo, prima che le tensioni si intensifichino. Nel contesto del pronto soccorso, l'approccio al conflitto deve essere rapido, ma anche rispettoso e orientato alla soluzione.

1. De-escalation emotiva
La prima tecnica di gestione del conflitto è la de-escalation emotiva, ossia abbassare il livello di tensione emotiva nella situazione. Ad esempio, se un paziente o un familiare inizia a gridare per la frustrazione, la cosa peggiore che il personale sanitario possa fare è rispondere con lo stesso tono. Al contrario, parlare con calma, riconoscendo il loro stress con frasi come "Capisco che sia un momento difficile" o "Mi rendo conto che la situazione è frustrante, ma stiamo facendo tutto il possibile" può aiutare a ridurre l'aggressività. Mostrare empatia non significa cedere, ma dimostrare che si comprende il loro stato d'animo.

2. Comunicazione aperta e diretta

La mancanza di comunicazione chiara è spesso la radice del conflitto. Una strategia efficace per risolvere le tensioni è quella di mantenere la comunicazione aperta e diretta. Se un paziente è irritato perché non ha ricevuto risposte, la cosa migliore è fermarsi e spiegare la situazione in modo chiaro: "Il suo caso è importante, ma in questo momento dobbiamo trattare un'emergenza che ha la precedenza. Ci prenderemo cura di lei non appena possibile." Fornire un quadro della situazione aiuta a ridurre la frustrazione legata all'incertezza.

3. Collaborazione e coinvolgimento

Quando il conflitto nasce tra membri del team sanitario, la collaborazione e il coinvolgimento attivo di tutte le parti interessate possono aiutare a trovare una soluzione. Ad esempio, se due medici hanno visioni diverse su un trattamento, è utile chiedere un parere da un terzo collega o dal capo reparto, favorendo così un dialogo costruttivo basato sui fatti e sulle evidenze cliniche, anziché su emozioni o ego.

Esempio pratico:
Durante un turno notturno particolarmente caotico, un'infermiera e un medico iniziano a discutere animatamente su chi debba prendersi cura di un paziente critico. Entrambi sono sotto pressione e le parole diventano taglienti. A questo punto, un collega interviene utilizzando

una tecnica di risoluzione collaborativa: "Entrambi avete ragione a essere preoccupati. Che ne dite se ci sediamo un attimo e analizziamo le priorità? Possiamo trovare una soluzione insieme." Fermare il conflitto sul nascere e favorire il dialogo trasforma una potenziale rottura in un momento di collaborazione.

Il ruolo della mediazione: Come il personale può fungere da mediatori in situazioni difficili
Nel pronto soccorso, spesso il personale si trova a dover assumere il ruolo di mediatore, non solo tra pazienti e familiari, ma anche all'interno del team stesso. La capacità di mediare richiede ascolto attivo, imparzialità e la volontà di cercare soluzioni che siano accettabili per tutte le parti coinvolte.

1. Mediazione tra pazienti e familiari
Una situazione comune di conflitto è quella in cui un paziente rifiuta un trattamento raccomandato, mentre i familiari lo spingono ad accettarlo. In questi casi, il personale può assumere il ruolo di mediatore, spiegando con calma i pro e i contro di ogni opzione, coinvolgendo il paziente nella decisione, ma allo stesso tempo ascoltando le preoccupazioni dei familiari.

Esempio pratico:

Un paziente anziano, affetto da insufficienza respiratoria, rifiuta l'intubazione nonostante i medici lo considerino essenziale per salvarlo. I familiari sono disperati e insistono affinché venga fatta. In questa situazione, l'infermiera può assumere il ruolo di mediatrice, sedendosi accanto al paziente e spiegando con empatia: "Capisco che questa scelta è difficile per lei. Possiamo trovare un modo per garantirle il massimo comfort, ma voglio che sappia che i medici sono qui per aiutarla, e stanno raccomandando questa procedura perché credono che possa davvero fare la differenza." Questo approccio può aiutare a trovare un terreno comune e a placare la tensione.

2. Mediazione all'interno del team
In un contesto ad alta pressione come il pronto soccorso, i conflitti tra colleghi sono inevitabili. Tuttavia, quando non vengono affrontati, questi conflitti possono minare la coesione del team e influenzare negativamente la qualità delle cure. I membri più esperti del personale possono intervenire come mediatori, aiutando le parti in conflitto a trovare un terreno comune.

Esempio pratico:
Due infermieri sono in disaccordo su chi debba occuparsi di un paziente particolarmente complesso. Uno si sente sopraffatto, mentre l'altro crede di essere stato assegnato a un carico di lavoro troppo pesante. Un collega più esperto

può intervenire con una domanda aperta: "Come possiamo gestire al meglio questa situazione senza compromettere la cura dei pazienti? Forse possiamo rivedere insieme il piano e ridistribuire i compiti." Facilitare il dialogo in modo neutrale e costruttivo aiuta a evitare che il conflitto si intensifichi.

Conclusioni
Nel pronto soccorso, dove le emozioni corrono alte e il tempo è sempre insufficiente, la gestione efficace del conflitto è una competenza fondamentale. Non si tratta di evitare lo scontro, ma di imparare a gestirlo in modo costruttivo, trasformando le tensioni in opportunità per migliorare la comunicazione e la collaborazione. Attraverso tecniche di de-escalation, comunicazione aperta e mediazione, il personale sanitario può mantenere un ambiente di lavoro armonioso e fornire cure di qualità anche nelle situazioni più difficili. Dopotutto, in ogni conflitto risolto, c'è una possibilità di crescita, per il team e per il paziente.

La Privacy nel Pronto Soccorso

Proteggere la riservatezza del paziente in un ambiente caotico

Il tema della privacy in pronto soccorso è tanto delicato quanto complesso. In un ambiente dove l'urgenza e la pressione sono costanti, la riservatezza del paziente rischia spesso di essere compromessa. Tuttavia, proteggere le informazioni personali e mediche dei pazienti è un dovere imprescindibile del personale sanitario. Le sfide principali derivano dal contesto stesso del pronto soccorso, dove gli spazi condivisi, la velocità delle comunicazioni e la presenza di familiari e altri pazienti rendono difficile mantenere un alto livello di riservatezza. Questo capitolo esplorerà i principi fondamentali della privacy in pronto soccorso, fornendo esempi pratici su come affrontare le sfide quotidiane che emergono in situazioni critiche.

L'importanza della privacy in pronto soccorso

La privacy del paziente non riguarda solo il rispetto della legge, come previsto dal GDPR o da altre normative locali, ma anche il rispetto della dignità e dell'integrità personale. I pazienti che arrivano in pronto soccorso sono spesso vulnerabili, sia fisicamente che emotivamente, e possono trovarsi in situazioni che richiedono la massima discrezione. La protezione della loro riservatezza contribuisce a creare un ambiente di fiducia, dove il paziente si sente sicuro nel condividere informazioni sensibili necessarie per le cure.

Le sfide della privacy in un ambiente caotico
A differenza di un reparto ordinario, il pronto soccorso è un luogo caratterizzato da spazi affollati, frequenti comunicazioni ad alta voce e l'uso continuo di sistemi informatici e cartelle cliniche. Questi fattori, uniti alla presenza di familiari preoccupati o di altri pazienti nelle vicinanze, complicano notevolmente la tutela della riservatezza.

Esempio pratico:
In un pronto soccorso affollato, un paziente con un sospetto infarto viene valutato mentre un infermiere prende appunti accanto a lui. Poiché non ci sono stanze private disponibili, la valutazione viene fatta in una zona comune, con altri pazienti a pochi metri di distanza. L'infermiere comunica le condizioni del paziente ad alta voce al medico di turno, rendendo note informazioni mediche che dovrebbero rimanere riservate. Questo tipo di situazione, sebbene comune, rappresenta una violazione della privacy, anche se non intenzionale.

Come garantire la privacy: Tecniche e strategie pratiche

Nonostante il caos e l'urgenza, ci sono diverse strategie che il personale sanitario può adottare per tutelare la privacy dei pazienti, anche in situazioni di emergenza.

1. Uso di toni e linguaggi appropriati

Uno degli strumenti più semplici, ma spesso sottovalutati, è l'uso di toni di voce bassi e di un linguaggio neutro quando si discutono le condizioni di un paziente in aree comuni. Ridurre il volume della voce e limitare le informazioni personali che vengono discusse pubblicamente può evitare la diffusione involontaria di dati sensibili.

Esempio pratico:
Un'infermiera si trova a dover riferire al medico i dettagli di un paziente con sintomi di overdose. Invece di discutere apertamente delle abitudini personali del paziente, l'infermiera utilizza un linguaggio più discreto, riferendo solo le informazioni essenziali senza menzionare dettagli che potrebbero esporre il paziente ad eventuali giudizi o pregiudizi da parte di chiunque nelle vicinanze.

2. Schermature fisiche e barriere mobili

Anche se i pronto soccorsi non sempre dispongono di stanze private sufficienti, l'uso di barriere mobili o di tende per creare uno spazio separato può aiutare a proteggere visivamente e acusticamente i pazienti. Questo piccolo accorgimento può fare la differenza tra un intervento discreto e una potenziale esposizione pubblica.

Esempio pratico:
Durante un turno affollato, una giovane donna arriva in pronto soccorso con una grave infezione ginecologica. Poiché tutte le stanze private sono occupate, il personale utilizza una serie di pannelli mobili per creare uno spazio protetto attorno alla sua barella, garantendo che la visita possa avvenire senza che altri pazienti o familiari possano vedere o ascoltare ciò che accade.

3. Gestione discreta delle cartelle cliniche e dei sistemi informatici
In pronto soccorso, le informazioni vengono trasmesse e consultate velocemente. È fondamentale garantire che cartelle cliniche cartacee o elettroniche siano sempre gestite con attenzione. Gli schermi dei computer devono essere rivolti lontano dalle aree pubbliche e le cartelle devono essere chiuse e riposte quando non sono in uso.

Esempio pratico:
In una stanza comune, un'infermiera sta inserendo dati clinici di un paziente HIV positivo nel sistema elettronico. Prima di

allontanarsi dal computer, l'infermiera si assicura che lo schermo sia bloccato e che nessuno possa accedere alle informazioni private, proteggendo così la privacy del paziente da occhi indiscreti.

4. Comunicazione con i familiari
I familiari di un paziente, pur essendo un supporto emotivo, non hanno automaticamente il diritto di conoscere ogni dettaglio medico. Il personale deve sempre verificare con il paziente (quando possibile) quali informazioni possono essere condivise e con chi. È fondamentale rispettare la volontà del paziente e, in sua assenza, attenersi ai protocolli legali e alle direttive etiche.

Esempio pratico:
Un uomo arriva in pronto soccorso con una grave crisi respiratoria e viene sedato per permettere una gestione più efficace del suo stato critico. Sua moglie, preoccupata, chiede al medico dettagli specifici sulle condizioni del marito. Il medico, pur desiderando rassicurarla, si limita a fornire informazioni generali sulla situazione e sui prossimi passi, evitando di entrare nei dettagli clinici finché non sarà possibile parlare direttamente con il paziente.

Privacy e situazioni di emergenza
Le emergenze rappresentano una sfida speciale. Quando il personale sanitario si trova a gestire

un paziente in condizioni critiche, la priorità è ovviamente salvare la vita del paziente, ma ciò non significa che la privacy debba essere ignorata. Anche in queste circostanze, ci sono accorgimenti che possono essere adottati.

1. Coinvolgere solo il personale necessario
In situazioni di emergenza, è facile che molti membri del personale si radunino attorno al paziente per assistere o per apprendere. Tuttavia, è importante che solo il personale strettamente necessario sia coinvolto nella gestione del caso, riducendo al minimo il numero di persone esposte alle informazioni sensibili del paziente.

Esempio pratico:
Un paziente in arresto cardiaco viene rianimato in una sala affollata. Oltre al team di pronto soccorso, diversi studenti di medicina stanno osservando la scena. Il responsabile dell'intervento decide di limitare il numero di osservatori, chiedendo a coloro che non sono essenziali di allontanarsi, per evitare che informazioni non necessarie siano condivise con un pubblico più ampio.

2. Protezione della privacy anche durante i trasporti interni
Anche i trasporti interni dei pazienti da una sezione del pronto soccorso a un'altra rappresentano un rischio per la riservatezza.

Ogni sforzo deve essere fatto per garantire che il paziente sia adeguatamente coperto e che le informazioni cliniche non siano esposte visivamente o verbalmente durante il trasporto.

Esempio pratico:
Una donna viene trasportata dall'area di triage alla sala radiologica per un sospetto trauma cranico. Il personale si assicura che sia coperta e che le sue cartelle cliniche siano tenute in una cartella chiusa durante il trasferimento. Inoltre, qualsiasi comunicazione tra il personale viene effettuata in modo discreto, evitando di esporre dettagli sensibili agli altri pazienti o al pubblico.

La tecnologia e la privacy: una sfida moderna
Con l'uso crescente di tecnologie digitali in ospedale, proteggere la privacy dei pazienti diventa ancora più complesso. I sistemi informatici, sebbene efficienti, presentano anche rischi di esposizione non autorizzata di dati personali. È essenziale che il personale sanitario sia formato non solo sulle migliori pratiche cliniche, ma anche sulle misure di sicurezza informatica.

Esempio pratico:
Un giovane paziente con una patologia cronica arriva in pronto soccorso. La sua cartella clinica è disponibile su una piattaforma digitale condivisa tra vari ospedali. Il medico che lo sta trattando ha accesso ai suoi dati attraverso il

sistema, ma è consapevole del fatto che solo il personale direttamente coinvolto nel caso ha il diritto di visualizzare le sue informazioni. Prima di consultare i dati, il medico verifica che non ci siano altri utenti non autorizzati nel sistema e accede solo alle informazioni rilevanti.

Conclusioni

La protezione della privacy in pronto soccorso rappresenta una sfida costante, soprattutto a causa della natura caotica e imprevedibile dell'ambiente. Tuttavia, ci sono molte strategie che possono essere adottate per garantire il rispetto della riservatezza del paziente, anche in condizioni di emergenza. Il rispetto della privacy non solo tutela i diritti legali del paziente, ma contribuisce anche a costruire un rapporto di fiducia fondamentale tra il paziente e il personale sanitario. Anche nel mezzo del caos e dell'urgenza, l'impegno a proteggere le informazioni sensibili rimane un segno di professionalità e di rispetto per la dignità umana.

Il Consenso Informato nel Pronto Soccorso

Il delicato equilibrio tra urgenza e rispetto per l'autonomia del paziente
Il consenso informato è uno dei pilastri dell'etica medica: il diritto del paziente di essere pienamente informato e di poter prendere decisioni consapevoli riguardo alle proprie cure. Tuttavia, nel contesto del pronto soccorso, dove ogni minuto conta, ottenere il consenso informato può diventare una sfida complessa, soprattutto quando i pazienti sono incoscienti, in condizioni critiche o non in grado di comunicare. Questo capitolo esplorerà le dinamiche del consenso informato in pronto soccorso, illustrando le situazioni in cui è impossibile ottenerlo, le soluzioni per rispettare al massimo i diritti del paziente e gli esempi pratici che mostrano come affrontare queste delicate circostanze.

L'importanza del consenso informato
In condizioni ottimali, il consenso informato è un processo trasparente: il personale sanitario spiega al paziente la diagnosi, le opzioni di trattamento, i rischi e i benefici, e il paziente prende una decisione consapevole. Nel contesto del pronto soccorso, però, questa procedura si

scontra spesso con la realtà dell'urgenza e della gravità clinica. Mentre la legge e l'etica richiedono che il paziente sia pienamente informato, la priorità è anche quella di salvare vite. Pertanto, il personale sanitario deve costantemente bilanciare il rispetto per l'autonomia del paziente con l'obbligo di agire rapidamente.

Situazioni critiche: Quando il consenso non è possibile

In molte situazioni d'emergenza, il consenso informato non può essere ottenuto. Il paziente potrebbe essere incosciente, disorientato, confuso, o semplicemente incapace di comprendere la gravità della situazione. In questi casi, come si agisce?

1. Il principio del "consenso presunto"

In situazioni di emergenza in cui un paziente non è in grado di fornire il consenso, i medici possono agire secondo il principio del "consenso presunto". Questo concetto implica che, in circostanze potenzialmente letali, si presume che un paziente voglia ricevere il trattamento necessario per salvarsi la vita, anche se non può esprimere verbalmente tale desiderio. Questa è una deroga fondamentale in cui l'etica medica permette di anteporre l'azione immediata alla procedura di consenso.

Esempio pratico:

Un uomo di 45 anni arriva in pronto soccorso dopo un incidente stradale. È privo di conoscenza e ha una grave emorragia interna che richiede un intervento chirurgico urgente. In questo caso, non c'è il tempo di attendere un consenso esplicito. Il team decide di agire immediatamente per stabilizzarlo e fermare l'emorragia. Qui il principio del consenso presunto consente ai medici di intervenire per salvare la vita del paziente, con la consapevolezza che, in una situazione del genere, il paziente molto probabilmente avrebbe acconsentito alle cure.

2. Pazienti disorientati o non lucidi
In alcuni casi, i pazienti potrebbero essere coscienti ma non in grado di comprendere pienamente le proprie condizioni a causa del dolore, del trauma psicologico o di uno stato di confusione. In queste situazioni, ottenere un consenso valido è difficile, ma l'intervento medico deve comunque proseguire.

Esempio pratico:
Una donna di 70 anni viene portata in pronto soccorso in stato di forte confusione, con una pressione sanguigna pericolosamente alta che minaccia di causare un ictus. Sebbene sia cosciente, non riesce a comprendere l'urgenza della sua condizione e rifiuta le cure. Il medico, consapevole del rischio imminente, coinvolge i familiari e, basandosi sul principio del miglior

interesse del paziente, avvia le cure immediate per ridurre la pressione sanguigna e prevenire danni cerebrali. In questo caso, l'azione rapida, anche in assenza di un consenso chiaro, è giustificata dall'intenzione di proteggere la vita del paziente.

3. Minori e decisioni d'urgenza
Quando si tratta di minori, la situazione diventa ancora più delicata, poiché di solito il consenso deve essere ottenuto dai genitori o dai tutori legali. Tuttavia, se i genitori non sono disponibili o se un ritardo nel trattamento può mettere a rischio la vita del bambino, i medici devono prendere decisioni rapide.

Esempio pratico:
Un ragazzo di 10 anni arriva in pronto soccorso con una peritonite acuta. È necessaria una chirurgia d'urgenza, ma i genitori sono ancora in viaggio verso l'ospedale e non possono essere contattati immediatamente. Il team medico decide di procedere all'intervento per evitare complicazioni potenzialmente fatali, sapendo che ritardare l'operazione potrebbe essere molto più pericoloso. Anche in assenza del consenso dei genitori, la decisione è presa nel miglior interesse del bambino.

Tecniche per garantire il massimo rispetto dell'autonomia del paziente

Anche nelle situazioni in cui il consenso informato completo non è possibile, ci sono tecniche e strategie che il personale sanitario può adottare per garantire che i diritti del paziente siano comunque rispettati, quando possibile.

1. Coinvolgere la famiglia
Quando il paziente non è in grado di prendere decisioni, coinvolgere i familiari può essere una soluzione efficace. Il supporto della famiglia non solo può contribuire a prendere decisioni più informate, ma offre anche un sostegno emotivo per i pazienti che si trovano in situazioni difficili.

Esempio pratico:
Un paziente anziano arriva con un infarto silente e non sembra pienamente consapevole della gravità della sua situazione. Il team decide di parlare con i figli, spiegando i rischi e le opzioni di trattamento. I familiari, comprendendo la gravità della situazione, acconsentono all'intervento urgente, garantendo così che il paziente riceva le cure necessarie con il supporto e il consenso dei propri cari.

2. Documentazione post-intervento
In caso di interventi urgenti senza consenso esplicito, è fondamentale una documentazione accurata e trasparente. Questa non solo

protegge il personale medico, ma serve anche a informare i pazienti o i loro familiari dopo l'emergenza.

3. Consenso informato anticipato
Alcuni pazienti, come quelli con patologie croniche, potrebbero avere la possibilità di discutere anticipatamente il tipo di cure che desiderano ricevere in caso di emergenze future. Le direttive anticipate (o testamenti biologici) sono strumenti preziosi che permettono al paziente di esprimere la propria volontà in anticipo, riducendo il rischio di interventi indesiderati in situazioni critiche.

Il ruolo della comunicazione: spiegare il dopo
In pronto soccorso, è spesso necessario intervenire prima di poter ottenere un consenso chiaro. Tuttavia, una volta che l'emergenza è passata, è altrettanto importante dedicare del tempo a spiegare retroattivamente al paziente o ai familiari ciò che è stato fatto e perché. Questo non solo aiuta a rafforzare il rapporto di fiducia tra il paziente e il personale sanitario, ma offre anche uno spazio di confronto per eventuali domande o preoccupazioni.

Esempio pratico:
Un uomo anziano viene intubato d'urgenza per insufficienza respiratoria acuta. Dopo la stabilizzazione, il medico prende il tempo per spiegare alla famiglia che la decisione è stata

presa per prevenire danni irreversibili e che il team ha agito nel miglior interesse del paziente. La trasparenza e la chiarezza con cui viene gestita la fase post-intervento contribuiscono a evitare incomprensioni e a preservare la fiducia nella struttura sanitaria.

Conclusioni
Il consenso informato, sebbene fondamentale, deve essere adattato al contesto del pronto soccorso, dove l'urgenza e la gravità delle condizioni del paziente spesso rendono impossibile seguire il processo ideale. In queste situazioni, i medici devono essere in grado di prendere decisioni rapide basate sull'etica e sul miglior interesse del paziente, utilizzando strumenti come il consenso presunto, il coinvolgimento dei familiari e le direttive anticipate. Tuttavia, anche quando il consenso non può essere ottenuto immediatamente, il rispetto e la considerazione per l'autonomia del paziente devono rimanere centrali, attraverso una comunicazione chiara e trasparente durante e dopo l'intervento. In un ambiente frenetico come il pronto soccorso, dove ogni secondo conta, l'equilibrio tra la necessità di agire e il rispetto per i diritti del paziente rappresenta una delle sfide più grandi e delicate che il personale sanitario deve affrontare.

Educazione del Paziente

STRATEGIE PER EDUCARE I PAZIENTI E LE LORO FAMIGLIE SU COME NAVIGARE IL SISTEMA SANITARIO DOPO UN'EMERGENZA

Introduzione
Dopo un'emergenza, come un incidente, una malattia improvvisa o un evento naturale, i pazienti e le loro famiglie possono trovarsi a dover affrontare un sistema sanitario complesso e spesso confuso. L'educazione del paziente è cruciale per garantire che essi comprendano le opzioni disponibili, sappiano come accedere ai servizi di assistenza e possano prendere decisioni informate sulla loro salute. Questo capitolo esplorerà diverse strategie efficaci per educare i pazienti e le loro famiglie, corredate da esempi pratici.

1. Creazione di Materiale Informativo Accessibile
Strategia: Sviluppo di Guide e Brochure
La creazione di materiale informativo chiaro e accessibile è fondamentale per aiutare i pazienti a comprendere il sistema sanitario. Le guide, le brochure e i dépliant possono fornire

informazioni su come accedere ai servizi e sulle risorse disponibili.

Esempio pratico: Un ospedale ha sviluppato una brochure informativa per i pazienti che sono stati dimessi dopo un'emergenza, contenente istruzioni su come prenotare appuntamenti di follow-up, informazioni sulle cure a domicilio e dettagli su come accedere ai servizi di supporto. Le brochure sono state distribuite sia in formato cartaceo che digitale, per garantire che fossero facilmente accessibili a tutti i pazienti e le loro famiglie.

2. Utilizzo della Tecnologia per l'Educazione
Strategia: Piattaforme Online e App di Salute
L'uso della tecnologia offre un'opportunità unica per educare i pazienti in modo interattivo. Piattaforme online e app possono fornire risorse, video educativi e strumenti per la gestione della salute.

Esempio pratico: Un centro medico ha lanciato un'applicazione mobile che fornisce ai pazienti informazioni personalizzate su come gestire la loro salute dopo un'emergenza. L'app include promemoria per i farmaci, accesso a video educativi sui sintomi e sulle complicazioni da monitorare, e la possibilità di comunicare direttamente con i professionisti sanitari per chiarire dubbi o preoccupazioni.

3. Programmi di Formazione per le Famiglie

Strategia: Workshop e Sessioni di Formazione
Organizzare workshop o sessioni di formazione per pazienti e familiari può fornire informazioni utili e pratiche su come navigare il sistema sanitario dopo un'emergenza. Questi eventi offrono un ambiente interattivo dove le famiglie possono porre domande e condividere esperienze.

Esempio pratico: Un'organizzazione no-profit ha avviato una serie di workshop per le famiglie di pazienti dimessi da emergenze mediche. I workshop trattano argomenti come la gestione della salute a casa, l'importanza del follow-up e la navigazione delle assicurazioni sanitarie. Partecipanti hanno avuto l'opportunità di ascoltare esperti, fare domande e ricevere materiali informativi.

4. Supporto e Consulenza Personale

Strategia: Attivazione di Navigatori Sanitari
I navigatori sanitari sono professionisti formati che possono assistere i pazienti e le loro famiglie nel comprendere e accedere ai servizi sanitari. Questi professionisti possono aiutare a risolvere problemi specifici e a collegare i pazienti alle risorse necessarie.

Esempio pratico: Un ospedale ha implementato un programma di navigatori sanitari che lavorano con pazienti dimessi dopo un'emergenza. I navigatori incontrano le famiglie per discutere delle necessità specifiche, aiutandole a organizzare appuntamenti, fornire informazioni sulle prescrizioni e assistere nella comprensione dei diritti assicurativi. Questa iniziativa ha portato a un miglioramento significativo nel tasso di adesione ai follow-up.

5. Comunicazione Chiara e Sensibile
Strategia: Formazione sulla Comunicazione con i Pazienti
È fondamentale che i professionisti sanitari ricevano formazione su come comunicare in modo chiaro e sensibile con i pazienti e le loro famiglie. L'uso di un linguaggio semplice e comprensibile è essenziale per garantire che le informazioni siano comprese.

Esempio pratico: Un ospedale ha implementato un programma di formazione per il personale su tecniche di comunicazione efficace. Durante le sessioni di formazione, gli operatori sanitari praticano l'uso di un linguaggio semplice e la spiegazione di procedure mediche in modo chiaro e comprensibile. Questo ha migliorato l'interazione con i pazienti e ha contribuito a ridurre l'ansia e la confusione dopo un'emergenza.

6. Feedback e Valutazione
Strategia: Raccolta di Feedback dai Pazienti

Dopo aver fornito educazione e supporto, è importante raccogliere feedback dai pazienti e dalle loro famiglie per valutare l'efficacia delle strategie educative e apportare miglioramenti.

Esempio pratico: Un ospedale ha implementato sondaggi post-dimissione per raccogliere feedback sulla chiarezza delle informazioni fornite e sull'esperienza complessiva dei pazienti. I risultati hanno portato a modifiche nei materiali educativi e all'introduzione di nuove sessioni informative basate sulle esigenze espresse dai pazienti.

Conclusione
L'educazione del paziente è un elemento fondamentale per garantire una transizione fluida nel sistema sanitario dopo un'emergenza. Attraverso strategie come la creazione di materiali informativi, l'uso della tecnologia, programmi di formazione e supporto personalizzato, è possibile migliorare la comprensione e la navigazione del sistema sanitario da parte di pazienti e famiglie. Investire nell'educazione dei pazienti non solo facilita la loro cura, ma promuove anche un approccio più proattivo alla salute e al benessere.

Parte V

Sviluppo e Leadership del Team

Leadership e Teamwork

Il cuore pulsante del pronto soccorso
Nel pronto soccorso, il tempo non è mai abbastanza. Ogni istante è prezioso, e la differenza tra la vita e la morte può essere determinata non solo dalla rapidità di intervento, ma dalla capacità di un team di lavorare insieme in perfetta sincronia. Dietro questo meccanismo apparentemente impeccabile, c'è un ingrediente fondamentale: la leadership. Non si tratta di una leadership autoritaria o rigida, ma di un tipo di guida che sa ascoltare, sa delegare e sa adattarsi alla situazione. Il leader è quel cuore pulsante che mantiene tutto in movimento, ma che sa anche quando cedere il controllo per permettere agli altri di brillare. In un contesto così intenso e carico di emozioni, la leadership e il teamwork sono più che concetti: sono le forze che salvano vite.

Caratteristiche di un buon leader in pronto soccorso: Qualità essenziali per guidare un team in situazioni di emergenza
Un leader di pronto soccorso deve essere molto più di una figura autoritaria o competente: deve incarnare la calma nel caos, la fiducia sotto pressione e l'empatia in mezzo alla sofferenza. Le qualità che definiscono un buon leader in

questo contesto sono uniche perché si confrontano con la sfida di dover bilanciare vite umane e la propria squadra di lavoro.

1. Decisioni rapide e sicure
Nel pronto soccorso, un leader deve essere in grado di prendere decisioni rapide, anche in condizioni di estrema incertezza. Ogni secondo conta e la capacità di valutare le informazioni in tempo reale e agire senza esitazione è fondamentale. Ma la sicurezza non significa sempre essere inflessibili: un buon leader sa che, se le circostanze cambiano, è altrettanto importante avere la prontezza mentale per adattare la decisione presa.

Esempio pratico:
Durante un arresto cardiaco, il leader del team deve decidere rapidamente il corso d'azione: somministrare farmaci, avviare le compressioni, coordinare i ruoli del personale. Mentre un'infermiera esegue la RCP, un altro infermiere predispone il defibrillatore. Il leader non solo dà istruzioni, ma osserva l'intero quadro, pronto a cambiare rotta se necessario, ad esempio interrompendo le compressioni per un'analisi rapida del ritmo cardiaco e una ricalibrazione delle priorità.

2. Empatia e comunicazione chiara
Un leader efficace non può essere solo tecnicamente abile; deve anche saper

comunicare con chiarezza e precisione, e farlo con empatia. Mentre impartisce istruzioni al team, deve riuscire a trasmettere sicurezza ai pazienti e alle loro famiglie, anche nei momenti più difficili. La capacità di connettersi emotivamente con chi ha di fronte è ciò che trasforma un buon leader in un grande leader.

Esempio pratico:
Immagina una situazione in cui una madre, visibilmente in ansia, sta aspettando notizie sul figlio ferito in un incidente stradale. Mentre il team è concentrato a stabilizzare il paziente, il leader del team prende qualche secondo per spiegare alla madre cosa sta succedendo, con un tono calmo e rassicurante: "Stiamo facendo tutto il possibile, stiamo lavorando duramente per stabilizzarlo. Vi terremo aggiornati passo dopo passo." Questo gesto semplice e umano riduce la tensione, senza interrompere il flusso del lavoro.

3. Gestione dello stress e resilienza
Il leader in pronto soccorso deve essere una roccia in mezzo alla tempesta. Quando il team è sotto pressione, il leader è colui che mantiene la calma, anche di fronte al fallimento. Essere resilienti non significa non provare emozioni, ma saperle gestire e trasformarle in energia per guidare il gruppo attraverso la crisi.

Esempio pratico:

In un caso di trauma grave, il paziente non risponde alle prime manovre di rianimazione. Il team comincia a manifestare segni di frustrazione, ma il leader li tiene concentrati: "Restiamo sul pezzo, andiamo avanti con il protocollo. Abbiamo ancora opzioni." Il suo tono deciso, ma non autoritario, ispira il team a continuare senza perdersi d'animo, e alla fine, il paziente risponde.

Team building e dinamiche di gruppo: Come creare un ambiente collaborativo
In pronto soccorso, un team non è solo un gruppo di persone che lavorano insieme, ma una squadra che dipende dall'affiatamento reciproco per affrontare ogni situazione. Costruire e mantenere la fiducia e la collaborazione all'interno del team è una delle principali responsabilità di un leader. Il team building non è solo una pratica che avviene al di fuori del contesto lavorativo, ma una serie di dinamiche quotidiane che si rafforzano con il tempo e con l'esperienza condivisa.

1. Fiducia reciproca
Un team efficace è basato sulla fiducia: ogni membro deve avere fiducia non solo nelle proprie capacità, ma anche in quelle degli altri. Per costruire questo livello di fiducia, il leader deve incoraggiare il dialogo aperto e creare un ambiente in cui tutti si sentano ascoltati e valorizzati.

Esempio pratico:
Durante un intervento su un paziente con una crisi respiratoria, il leader del team chiede all'infermiera junior di intubare il paziente. Questo non solo dimostra fiducia nelle sue capacità, ma rafforza anche la fiducia dell'infermiera in se stessa. Sapere che il leader ha fiducia in lei la spinge a dare il massimo e contribuisce a migliorare l'intera dinamica del gruppo.

2. Ascolto attivo e feedback costruttivo
Parte del team building è anche saper fornire feedback costruttivi e praticare l'ascolto attivo. Il leader non solo deve dare istruzioni, ma deve anche saper ascoltare i membri del team, capire i loro punti di vista e riconoscere i loro successi.

Esempio pratico:
Dopo una lunga giornata di casi difficili, il leader del team riunisce il gruppo per un breve debriefing. Chiede: "Come vi sentite? C'è qualcosa che possiamo migliorare?" Creare questo spazio di dialogo non solo aiuta a correggere eventuali errori, ma rafforza il senso di squadra, permettendo a ciascuno di sentire che la propria opinione conta.

Leadership situazionale: Adattare il proprio stile di leadership alle diverse circostanze e membri del team

La leadership nel pronto soccorso non può essere statica. Deve essere situazionale, capace di adattarsi ai cambiamenti e alle esigenze specifiche di ogni membro del team. Un buon leader sa che ogni situazione richiede un approccio diverso: a volte è necessario prendere il controllo in modo deciso, altre volte lasciare che siano i membri più esperti del team a prendere l'iniziativa. L'abilità sta nel capire quale stile è più adatto in ogni momento.

1. Leadership direttiva in situazioni critiche
Quando si verifica un'emergenza grave, come un arresto cardiaco o un trauma maggiore, il leader deve adottare uno stile direttivo, prendendo il controllo della situazione e distribuendo compiti chiari e rapidi. In questi momenti, non c'è tempo per discussioni: è necessario un comando forte e sicuro.

Esempio pratico:
Un paziente arriva in pronto soccorso dopo un incidente stradale con un'emorragia massiva. Il leader assume immediatamente il controllo: "Tu vai con le compressioni, tu prepara i fluidi, abbiamo bisogno di una trasfusione di sangue, ora." Questo stile deciso impedisce che il team si perda nel caos e garantisce che ogni membro sappia esattamente cosa fare.

2. Leadership partecipativa per la crescita del team

In altri momenti, però, il leader deve lasciare spazio al team per crescere e sviluppare le proprie capacità. Adottare uno stile di leadership partecipativo aiuta a rafforzare il gruppo e a prepararlo per le future sfide. Coinvolgere tutti nelle decisioni non solo migliora le competenze del team, ma aumenta anche il senso di appartenenza.

Esempio pratico:
Durante un caso meno urgente, il leader chiede al team: "Quali suggerimenti avete per migliorare la gestione di questo paziente? Chi vorrebbe proporre un piano d'azione?" In questo modo, il leader dà spazio ai membri meno esperti per esprimersi e sperimentare, senza la pressione di una situazione critica.

Conclusioni
La leadership in pronto soccorso è un mix complesso di competenze tecniche, emotive e interpersonali. Il leader deve essere una guida sicura nei momenti di crisi, ma anche un supporto empatico e un abile costruttore di team. Sapere quando prendere il comando e quando lasciare spazio agli altri, quando parlare e quando ascoltare, sono le chiavi per creare un ambiente di lavoro in cui ogni membro del team possa dare il meglio di sé. E quando il team lavora insieme come un'unica entità, nessuna emergenza è impossibile da affrontare.

Le Risorse Umane come Motore del Pronto Soccorso

Il pronto soccorso è una macchina complessa e potente, ma il suo motore principale sono le persone. Il personale sanitario che vi lavora, dagli infermieri ai medici, dai tecnici ai paramedici, costituisce la linfa vitale di questo reparto, dove ogni decisione può fare la differenza tra la vita e la morte. In questo contesto, la gestione delle risorse umane non è solo un aspetto logistico, ma una delle chiavi per garantire l'eccellenza e la sicurezza.

La Gestione del Personale: Reclutamento, Formazione e Sviluppo Continuo
Reclutamento Nel pronto soccorso, non basta cercare competenza tecnica: bisogna selezionare persone che siano anche pronte ad affrontare situazioni critiche, capaci di gestire lo stress, e dotate di empatia e resilienza. È essenziale, quindi, che il processo di reclutamento tenga conto non solo delle qualifiche formali, ma anche delle capacità interpersonali.

Ad esempio, nel reclutamento di un medico d'emergenza, oltre alle competenze mediche, si valuta la sua capacità di mantenere lucidità sotto pressione, di lavorare in team e di prendere decisioni rapide senza compromettere la qualità delle cure. Un ospedale in cui ho lavorato utilizzava simulazioni di situazioni di emergenza durante i colloqui per osservare le reazioni dei candidati in situazioni di stress.

Formazione e Sviluppo Continuo Una volta reclutato il personale, la formazione non si ferma. Nel mondo in continua evoluzione della medicina d'emergenza, il miglioramento continuo è essenziale per mantenere il personale aggiornato sulle nuove tecnologie, procedure e protocolli.

Nel mio lavoro di formazione, utilizziamo frequentemente la simulazione di casi clinici reali per migliorare le abilità del team. Un esempio concreto: simulare un arresto cardiaco nel reparto di emergenza con un paziente critico, dando al team l'opportunità di affinare le loro competenze, migliorare la coordinazione e praticare la gestione dello stress. Questo tipo di formazione permette al personale di perfezionare la loro reattività e collaborazione sotto pressione.

Ottimizzare i Turni di Lavoro per Migliorare le Prestazioni e Prevenire il Burnout
I turni di lavoro in un reparto d'emergenza sono tra i più impegnativi di tutto il sistema sanitario. L'alta intensità, le continue urgenze e la mancanza di pause adeguate possono facilmente condurre a errori o al burnout del

personale. Ottimizzare i turni significa trovare un equilibrio tra la necessità di avere sempre il reparto operativo al massimo delle sue capacità e la necessità di tutelare il benessere di chi ci lavora.

Un esempio concreto riguarda la rotazione dei turni. In un ospedale dove ho collaborato, abbiamo implementato un sistema di rotazione intelligente che bilancia i turni notturni e diurni, evitando di sovraccaricare lo stesso gruppo di persone sempre con i turni più pesanti. Abbiamo anche introdotto un sistema di check-in psicologico: a fine turno, il personale viene incoraggiato a discutere con un team di supporto emotivo per condividere le esperienze difficili e prevenire accumuli di stress che potrebbero compromettere la salute mentale e il rendimento.

Leadership e Distribuzione delle Responsabilità: Creare un Team Equilibrato
Un altro elemento fondamentale per la gestione efficace del personale è la leadership. Un buon leader nel pronto soccorso deve non solo saper prendere decisioni rapide, ma anche essere in grado di ispirare il proprio team, distribuendo le responsabilità in modo che ognuno dia il massimo.

In una situazione di emergenza, come un incidente stradale con molte vittime, il leader del pronto soccorso deve essere in grado di coordinare i ruoli: un infermiere si occupa della triage, un altro della somministrazione dei primi farmaci, mentre un medico guida il team nel trattare i pazienti più critici. In questo contesto, una leadership efficace non significa solo dare ordini, ma saper delegare le responsabilità in modo equilibrato, riconoscendo le forze di ogni membro del team.

Un esempio pratico di leadership in azione è accaduto durante una crisi di sovraffollamento nel pronto soccorso in cui ho lavorato. Il capo turno ha suddiviso le responsabilità tra il personale disponibile, affidando a ciascuno compiti specifici a seconda delle loro competenze e del carico emotivo e fisico accumulato fino a quel momento. Il risultato è stato un flusso di lavoro organizzato ed efficiente, in cui ogni paziente ha ricevuto l'attenzione adeguata senza sovraccaricare troppo il team.

Conclusione Le risorse umane sono il cuore pulsante del pronto soccorso. La gestione ottimale del personale, l'attenzione al loro sviluppo e benessere, e una leadership consapevole e distribuita sono fattori determinanti per garantire che ogni giorno, in ogni emergenza, venga offerta la migliore assistenza possibile. Solo attraverso l'investimento costante nelle persone possiamo continuare a salvare vite e a offrire un servizio di qualità, anche nelle situazioni più critiche.

Resilienza e Gestione dello Stress

Rimanere saldi in mezzo alla tempesta
Il pronto soccorso è un luogo dove la vita e la morte si intrecciano in ogni momento, dove lo stress non è solo un elemento presente, ma una costante che permea ogni singola azione. Affrontare questa pressione giorno dopo giorno richiede più che competenze tecniche: richiede una forza interiore capace di resistere ai colpi e di rialzarsi ogni volta. Questa forza ha un nome: resilienza. È la capacità di resistere al peso dello stress, di non farsi schiacciare dalle emozioni e di continuare a offrire il meglio di sé anche quando tutto sembra andare storto. Ma la resilienza non è innata: si costruisce, si coltiva e si sviluppa attraverso pratiche quotidiane e consapevoli. Ed è fondamentale per chi, come il personale del pronto soccorso, affronta costantemente situazioni ad altissimo impatto emotivo.

Costruire resilienza: Tecniche per aiutare il personale ad affrontare lo stress e le pressioni del pronto soccorso
La resilienza non significa essere immuni allo stress, ma piuttosto essere in grado di gestirlo in modo da non esserne travolti. Per il personale

sanitario, costruire resilienza è fondamentale per evitare il burnout e per poter mantenere lucidità e competenza anche nelle situazioni più drammatiche. Vediamo alcune tecniche pratiche che possono aiutare a sviluppare questa capacità.

1. Riflettere sulle esperienze vissute
Una delle tecniche più potenti per costruire resilienza è il debriefing post-emergenza. Dopo un turno particolarmente intenso o un caso difficile, il team può fermarsi e riflettere insieme su quanto accaduto. Questo non solo permette di rielaborare le emozioni, ma rafforza anche la coesione tra i membri del gruppo, trasformando lo stress in un'opportunità di crescita.

Esempio pratico:
Dopo una rianimazione fallita su un paziente pediatrico, il team del pronto soccorso è comprensibilmente scosso. Il leader organizza un breve incontro per parlare dell'esperienza. Ogni membro del team ha l'opportunità di esprimere le proprie emozioni: alcuni parlano della frustrazione di non essere riusciti a salvare il bambino, altri del peso emotivo di dover comunicare la notizia alla famiglia. Questo momento di condivisione aiuta a "scaricare" la tensione accumulata, riducendo il rischio di farla implodere in forme di stress cronico.

2. Creare una routine di recupero

Il pronto soccorso è un ambiente imprevedibile, ma la resilienza si costruisce anche con una routine di recupero personale. Che si tratti di prendere un caffè in solitudine, fare una breve passeggiata all'aperto o prendersi qualche minuto di silenzio in una stanza tranquilla, avere piccoli momenti di pausa regolari può fare una grande differenza.

Esempio pratico:
Anna, un'infermiera con dieci anni di esperienza in pronto soccorso, ha sviluppato la sua personale routine per gestire lo stress dei turni notturni. Ogni volta che ha qualche minuto libero, si concede una breve pausa sul terrazzo dell'ospedale, respira profondamente e si concentra su qualche pensiero positivo. Sa che questi piccoli momenti di respiro la aiutano a mantenere la calma anche durante le ore più frenetiche.

Mindfulness e benessere psicologico:
Pratiche per migliorare il benessere mentale e ridurre il burnout
Il concetto di mindfulness è diventato sempre più popolare anche nel mondo della sanità. Si tratta di una pratica che insegna a rimanere presenti nel momento, senza giudicare ciò che accade e senza lasciarsi travolgere dalle emozioni. Nel contesto del pronto soccorso, dove le emozioni possono essere intense e i

ritmi frenetici, la mindfulness può rappresentare una vera ancora di salvezza.

1. Praticare la consapevolezza durante il lavoro
La mindfulness non richiede ore di meditazione o sessioni formali. Può essere praticata in qualsiasi momento della giornata, anche durante un turno frenetico. Si tratta semplicemente di fare attenzione al proprio respiro, di riconoscere le proprie emozioni senza lasciarsi sopraffare e di rimanere concentrati su ciò che si sta facendo.

Esempio pratico:
Marco, un giovane medico in formazione, ha imparato a praticare la mindfulness durante le sue ore in pronto soccorso. Quando si trova di fronte a situazioni particolarmente stressanti, come un trauma grave, si concede pochi secondi per respirare profondamente e riportare la sua attenzione al presente. Questo piccolo esercizio di consapevolezza lo aiuta a mantenere la concentrazione e a non farsi travolgere dalle emozioni del momento.

2. Meditazione breve per scaricare lo stress
Anche pochi minuti al giorno di meditazione possono avere un impatto significativo sul benessere mentale del personale sanitario. Trovare un angolo tranquillo e concentrarsi semplicemente sul respiro può aiutare a

calmare la mente e a ridurre lo stress accumulato.

Esempio pratico:
Sara, un'anestesista, ha l'abitudine di dedicare cinque minuti a una breve meditazione prima di ogni turno. Seduta nella sua auto, chiude gli occhi, ascolta il ritmo del suo respiro e si concentra su pensieri positivi. Questo piccolo rituale le permette di iniziare il turno con una mente più calma e serena, pronta ad affrontare qualsiasi emergenza.

Strategie di coping: Come sviluppare abilità di coping efficaci per affrontare le sfide quotidiane
Le strategie di coping sono tecniche che permettono di affrontare lo stress e le difficoltà quotidiane in modo efficace. In pronto soccorso, sviluppare abilità di coping significa essere in grado di gestire le pressioni costanti senza perdere l'equilibrio psicologico. Le strategie di coping possono essere cognitive, emotive o comportamentali, e ogni membro del personale deve trovare quelle che funzionano meglio per sé.

1. Coping attivo: risolvere il problema
Una delle strategie più efficaci è il coping attivo, che implica affrontare direttamente le sfide e cercare soluzioni. Questo approccio è particolarmente utile in pronto soccorso, dove il

personale è costantemente chiamato a risolvere problemi complessi sotto pressione.

Esempio pratico:
Matteo, un giovane infermiere, si è trovato di fronte a una situazione di emergenza dove mancavano risorse critiche per trattare un paziente politraumatizzato. Invece di farsi prendere dal panico, ha attivato una serie di chiamate rapide per reperire le attrezzature necessarie da altri reparti. Il suo approccio proattivo ha non solo risolto il problema, ma gli ha permesso di mantenere il controllo emotivo durante la crisi.

2. Coping emotivo: accettare le emozioni
Non sempre è possibile risolvere immediatamente lo stress o il problema che lo causa. In questi casi, il coping emotivo diventa essenziale: significa accettare le proprie emozioni, riconoscere che è normale provare frustrazione o ansia, e imparare a gestirle senza sentirsi sopraffatti.

Esempio pratico:
Dopo una lunga giornata di lavoro, Alessia, una dottoressa di pronto soccorso, si sente emotivamente esausta. Invece di ignorare questi sentimenti, prende atto della propria stanchezza e si concede una passeggiata al parco. Sfrutta quel tempo per riflettere sulle emozioni vissute, accettandole come parte del

suo lavoro. Questa consapevolezza le permette di non accumulare stress, evitando il rischio di burnout.

3. Coping sociale: cercare supporto
Non bisogna mai sottovalutare il potere del supporto sociale. Parlarne con i colleghi, chiedere consigli o semplicemente condividere le proprie esperienze con chi vive le stesse sfide può essere di grande aiuto. Il pronto soccorso è un luogo dove la coesione del gruppo diventa un'ancora di salvezza, e saper contare sugli altri fa parte delle strategie di coping più efficaci.

Esempio pratico:
Dopo aver affrontato un caso particolarmente stressante, Andrea, un giovane infermiere, si sente emotivamente scarico. Decide di parlarne con un collega più esperto che lo ascolta e gli dà consigli su come affrontare meglio le situazioni future. Quel semplice scambio gli fornisce nuove prospettive e lo aiuta a sentirsi meno solo di fronte alle difficoltà del lavoro.

Conclusioni
La resilienza e la gestione dello stress non sono abilità che si acquisiscono in un giorno, ma sono il risultato di pratiche quotidiane e di consapevolezza costante. Ogni giorno in pronto soccorso è una battaglia contro lo stress e la pressione, ma è anche un'opportunità per costruire la forza interiore necessaria per

affrontare queste sfide. Con tecniche come il debriefing, la mindfulness, le strategie di coping e il supporto reciproco, il personale sanitario può sviluppare una resilienza che non solo protegge il loro benessere, ma permette loro di offrire sempre il meglio per i pazienti.

Cultura della Sicurezza

Nel cuore pulsante del pronto soccorso, dove ogni secondo è prezioso e ogni decisione può cambiare il destino di una vita, la cultura della sicurezza non è solo un concetto teorico, ma una necessità. Senza una base solida che promuova la sicurezza, non può esserci vera eccellenza nelle cure. La sicurezza non riguarda solo l'evitare incidenti: è il fondamento di ogni intervento, il filo che lega l'intero team a un unico obiettivo. Ma come si costruisce e mantiene una cultura della sicurezza che protegge sia i pazienti che il personale?

Definizione di Cultura della Sicurezza
La cultura della sicurezza è più di un insieme di protocolli. È una mentalità collettiva che permea ogni aspetto del lavoro in pronto soccorso. Significa creare un ambiente dove la sicurezza è la priorità assoluta, non solo per i pazienti, ma anche per chi li cura. È la consapevolezza che ogni azione – dalla più semplice alla più complessa – può avere un impatto significativo.

Un esempio pratico viene da un episodio in cui un paziente in stato critico arrivò al pronto soccorso durante un turno notturno molto affollato. Il team, pur sotto pressione, mantenne una concentrazione assoluta sui protocolli di sicurezza. Ogni infermiere, medico e tecnico era consapevole dei rischi e lavorò in modo coordinato e attento per evitare qualsiasi errore. Ogni movimento era calcolato per minimizzare i rischi: dalla somministrazione dei farmaci, alla gestione delle attrezzature. Questo approccio integrato alla sicurezza ha permesso non solo di salvare la vita del paziente, ma di farlo senza errori evitabili.

Incoraggiare la Segnalazione degli Errori
Uno degli elementi chiave di una cultura della sicurezza è la segnalazione degli errori. Ma perché il personale sia disposto a segnalare gli errori, bisogna creare un ambiente in cui non ci sia paura di ripercussioni. In un ambiente frenetico come il pronto soccorso, è naturale che possano verificarsi errori, e la vera forza di un sistema sicuro sta nella capacità di apprendere da essi.

Ricordiamo il caso di un giovane medico alle prime armi che, durante un turno intenso, somministrò un farmaco sbagliato. Fortunatamente, l'errore venne subito scoperto e non ci furono conseguenze per il paziente. Tuttavia, la vera sfida venne dopo: il medico, terrorizzato dalla possibilità di punizioni, era tentato di non segnalare l'errore. Ma grazie a un ambiente che promuoveva la trasparenza, il medico fu incoraggiato a parlare apertamente.

Questo permise non solo di correggere la situazione immediatamente, ma anche di discutere l'errore in un debriefing con tutto il team, trovando modi per prevenire simili errori in futuro.

In un pronto soccorso che vive e respira una vera cultura della sicurezza, segnalare un errore non è segno di debolezza, ma di forza. È un atto di responsabilità che contribuisce al miglioramento continuo. Creare questa cultura di apertura richiede fiducia, comunicazione e un impegno da parte della leadership a garantire che chi segnala un errore venga visto come un alleato, non come un colpevole.

Formazione Continua: Il Ruolo della Formazione nel Rafforzare la Cultura della Sicurezza

La formazione continua è l'anima della cultura della sicurezza. In un ambiente così dinamico come il pronto soccorso, dove ogni giorno presenta sfide nuove e imprevedibili, rimanere aggiornati è fondamentale. Ma non si tratta solo di aggiornare il personale sulle nuove tecniche o tecnologie; la formazione serve anche a mantenere alta la consapevolezza sulla sicurezza.

Un esempio concreto arriva da un programma di formazione introdotto in un grande ospedale, dove periodicamente il personale veniva sottoposto a simulazioni di emergenze critiche.

Durante una di queste simulazioni, l'équipe venne messa alla prova con un caso di anafilassi severa, con complicazioni inattese. Nonostante fosse solo un'esercitazione, la tensione era palpabile e il team trattò il caso come fosse reale. Alla fine, emersero alcune criticità nella comunicazione tra i membri del team e nell'uso di alcune attrezzature. Grazie alla simulazione, il team poté identificare e correggere quelle falle, rendendo il reparto ancora più sicuro per le emergenze reali.

Incoraggiare la formazione continua non è solo un investimento nelle competenze tecniche del personale, ma anche un modo per costruire fiducia reciproca e assicurarsi che ogni membro del team sappia esattamente come comportarsi, anche nelle situazioni più critiche.

La sicurezza non è solo il risultato di un ambiente ben regolato, ma il prodotto di una mentalità condivisa, rafforzata giorno dopo giorno attraverso la formazione, il feedback costruttivo e un impegno incrollabile verso l'eccellenza.

Conclusione
La cultura della sicurezza non si crea da sola. È il risultato di un impegno quotidiano, di decisioni consapevoli e di una leadership forte. Ogni volta che un membro del team segnala un errore, partecipa a una simulazione o

semplicemente si prende il tempo per verificare due volte un dosaggio, sta contribuendo a rendere il pronto soccorso un luogo più sicuro. La vera cultura della sicurezza è quella che mette al centro il benessere di tutti – pazienti e operatori – e che crea un ambiente dove l'errore non è una condanna, ma un'opportunità per migliorare.

Solo attraverso la formazione continua, la segnalazione degli errori senza paura di ripercussioni, e un approccio collettivo alla sicurezza, possiamo creare un reparto di pronto soccorso che sia non solo efficiente, ma anche un modello di eccellenza per la cura e la protezione della vita umana.

Adattabilità e Flessibilità

L'arte di rispondere all'imprevisto
Il pronto soccorso è uno degli ambienti più imprevedibili e ad alta pressione che si possano immaginare. Non esistono giorni "normali" o routine fisse. Ogni turno può trasformarsi in un'esperienza completamente diversa dalla precedente, e spesso ciò che decide l'esito di un caso non è solo l'abilità clinica, ma la capacità di adattarsi rapidamente ai cambiamenti. L'adattabilità e la flessibilità sono qualità indispensabili per chi lavora in prima linea, dove ogni secondo può portare una nuova sfida e dove anche il miglior piano può saltare da un momento all'altro. Sapere come reagire all'imprevisto e trasformare l'incertezza in azione è una delle competenze che separano i grandi professionisti del pronto soccorso da quelli buoni.

L'importanza dell'adattabilità: Come rispondere efficacemente ai cambiamenti e alle incertezze nel pronto soccorso
Nel pronto soccorso, nulla è prevedibile. I pazienti arrivano senza preavviso, i loro sintomi possono cambiare in un istante, e le risorse disponibili spesso non sono sufficienti o adeguate alla gravità delle situazioni. Un professionista sanitario che non sappia

adattarsi a queste condizioni rischia non solo di compromettere la qualità delle cure, ma anche di danneggiare la propria salute mentale.

Essere adattabili significa essere pronti a rispondere agli imprevisti senza perdere la calma, mantenendo il controllo anche quando tutto sembra fuori controllo. Ma soprattutto, significa sapere cambiare mentalità velocemente: un paziente che arriva con un sospetto di infarto può improvvisamente sviluppare una grave reazione allergica, o una massiccia emorragia che cambia radicalmente le priorità di intervento. La capacità di cambiare rotta senza esitazione è ciò che consente al team di agire in modo efficace e salvare vite.

Esempio pratico:
Immagina un turno tranquillo, con pochi pazienti in sala d'attesa e tutto sembra sotto controllo. Improvvisamente, arriva una chiamata dal 118: un incidente stradale multiplo con diversi feriti gravi è in arrivo. Il team deve immediatamente prepararsi a gestire una situazione di emergenza di massa. Ogni piano della giornata va riscritto in pochi secondi: la sala deve essere riorganizzata, le risorse devono essere ridistribuite, e il personale deve adattarsi a una situazione di sovraccarico improvviso. In questo scenario, solo un team capace di adattarsi rapidamente ai nuovi bisogni potrà

evitare il caos e garantire che ogni paziente riceva le cure necessarie.

Tecniche per sviluppare la flessibilità:
Esercizi e strategie pratiche
Come ogni abilità, la flessibilità può essere allenata e sviluppata. Essere flessibili non significa semplicemente reagire, ma farlo in modo ponderato e intelligente, sfruttando al meglio le risorse disponibili e adattando le proprie azioni al contesto che cambia. Ecco alcune tecniche pratiche per migliorare la flessibilità nel pronto soccorso.

1. Simulazioni di emergenza
Le simulazioni sono uno degli strumenti più potenti per prepararsi all'imprevisto. In questi esercizi, i team di pronto soccorso sono messi alla prova in situazioni create ad arte per essere caotiche, inaspettate e piene di variabili. L'obiettivo non è solo migliorare le competenze cliniche, ma anche abituarsi a cambiare rotta velocemente e a prendere decisioni sotto pressione.

Esempio pratico:
Durante una simulazione, il team deve affrontare un paziente che sembra avere un infarto miocardico. Tutti si preparano per trattarlo come tale, quando improvvisamente il paziente (un manichino controllato dall'insegnante) inizia a mostrare sintomi di

arresto respiratorio e convulsioni. Il team deve immediatamente adattare il proprio intervento, cambiare gli strumenti, riorganizzare i ruoli e gestire una situazione completamente diversa da quella iniziale. Questi esercizi aiutano a sviluppare la prontezza mentale necessaria per adattarsi a nuove sfide in tempo reale.

2. Ruotare i ruoli durante i turni
Un altro modo per sviluppare flessibilità è quello di far sì che il personale sanitario impari a coprire diversi ruoli durante i turni. In pronto soccorso, i confini tra i ruoli possono diventare sfumati nei momenti di crisi: un'infermiera potrebbe dover gestire una crisi respiratoria, mentre un medico potrebbe dover aiutare con compiti pratici. Familiarizzare con diverse funzioni all'interno del team aiuta a rispondere meglio agli imprevisti.

Esempio pratico:
Durante un turno in cui il team è ridotto all'osso, un infermiere si trova a gestire una serie di compiti che normalmente non sarebbero di sua competenza, come la preparazione del paziente per un'imminente intubazione. Poiché ha avuto precedenti occasioni di apprendimento e rotazione tra ruoli, è in grado di eseguire il compito con sicurezza e rapidità, senza attendere l'arrivo di un collega specificamente incaricato di quel compito.

3. Tecniche di rilassamento rapido
Essere flessibili significa anche essere in grado di mantenere la calma durante le situazioni più tese. Tecniche di respirazione o rilassamento rapido, come la respirazione diaframmatica, possono essere utili per riportare la mente in uno stato di chiarezza anche nel caos del pronto soccorso.

Esempio pratico:
Marta, una giovane dottoressa, ha imparato a usare una tecnica di respirazione 4-7-8 (inspirare per 4 secondi, trattenere il respiro per 7 e espirare per 8) ogni volta che sente l'ansia crescere durante un'emergenza. In un momento particolarmente stressante, mentre un paziente con arresto cardiaco viene rianimato, Marta si prende due secondi per respirare profondamente e riportare la calma nella sua mente. Grazie a questa pausa, riesce a pensare lucidamente e a contribuire efficacemente al team.

Esempi di situazioni in cui l'adattabilità ha fatto la differenza: Casi studio e testimonianze
I momenti in cui l'adattabilità ha fatto la differenza sono numerosi, e spesso decisivi per l'esito delle situazioni di emergenza. Ecco alcuni esempi reali che mostrano quanto sia vitale essere pronti a cambiare rotta senza preavviso.

1. Una crisi senza risorse
Un'infermiera di turno racconta di una notte particolarmente difficile: tre pazienti con politraumi gravi arrivano quasi contemporaneamente. Le risorse sono limitate e il team è in carenza di personale. Inizialmente, sembra impossibile gestire la situazione con gli strumenti a disposizione, ma il team decide di adattarsi rapidamente: mentre uno dei medici coordina le cure per i pazienti più gravi, altri membri del team fanno il possibile per usare al meglio le risorse rimaste, come la condivisione dei monitor e delle attrezzature tra i pazienti in attesa di trasfusione. Alla fine, grazie alla capacità di adattamento e alla collaborazione flessibile tra i membri del team, i pazienti vengono stabilizzati fino all'arrivo di rinforzi.

2. Un intervento complesso diventato routine
Marco, un chirurgo esperto, ricorda un caso in cui era pronto per un intervento di routine su un paziente con una frattura complessa. Poco dopo l'inizio dell'operazione, la situazione precipita: il paziente sviluppa una grave emorragia interna che minaccia di complicare tutto. Marco e il suo team devono adattarsi istantaneamente, trasformando un intervento semplice in una complessa operazione d'urgenza. Grazie alla loro capacità di reazione, sono riusciti non solo a salvare la vita del paziente, ma anche a gestire la nuova situazione senza compromettere la qualità dell'intervento.

Conclusioni

L'adattabilità e la flessibilità non sono solo qualità auspicabili per chi lavora in pronto soccorso: sono fondamentali. In un ambiente dove ogni minuto porta nuove sfide e dove l'imprevisto è la norma, la capacità di rispondere rapidamente e di cambiare strategia in corso d'opera fa la differenza tra il successo e il fallimento. Tuttavia, come ogni abilità, l'adattabilità può essere sviluppata e allenata. Attraverso esercizi pratici come le simulazioni e tecniche come la rotazione dei ruoli, il personale sanitario può prepararsi a gestire qualsiasi situazione, trovando nelle difficoltà una via per crescere e migliorare. Nell'incertezza del pronto soccorso, la flessibilità è la chiave per garantire non solo la sopravvivenza dei pazienti, ma anche il benessere mentale di chi ogni giorno lotta in prima linea.

Parte VI

Futuro e Innovazione

Il Futuro della Medicina d'Emergenza

La medicina d'emergenza è in continua evoluzione, spinta dall'innovazione tecnologica e dalle sfide globali che caratterizzano il mondo attuale. In questo capitolo, esploreremo le innovazioni che stanno plasmando il futuro del pronto soccorso, l'evoluzione della formazione medica e le strategie per affrontare le sfide globali come pandemie, disastri naturali e terrorismo.

Innovazioni Tecnologiche e Loro Impatto sul Pronto Soccorso
Negli ultimi anni, il campo della medicina d'emergenza ha visto un'accelerazione significativa nelle innovazioni tecnologiche. L'introduzione di sistemi di telemedicina consente ai medici di consultare specialisti in tempo reale, migliorando la qualità delle diagnosi e delle decisioni cliniche. Le tecnologie indossabili, come i monitor di salute e i dispositivi per la rilevazione dei parametri vitali, stanno cambiando il modo in cui monitoriamo i pazienti, consentendo interventi tempestivi e personalizzati.

Inoltre, l'uso dell'intelligenza artificiale (AI) sta emergendo come uno strumento prezioso nella triage e nella gestione delle emergenze. I sistemi di AI possono analizzare rapidamente i dati clinici e aiutare i medici a identificare le priorità nella gestione dei pazienti, contribuendo a ottimizzare il flusso di lavoro e ridurre i tempi di attesa. L'imaging rapido e le tecnologie diagnostiche portatili, come le ecografie e le TAC mobili, stanno migliorando notevolmente l'efficacia del trattamento nelle situazioni critiche.

Evoluzione della Formazione Medica nel Campo dell'Emergenza
La formazione medica nel campo dell'emergenza sta subendo una trasformazione significativa per adattarsi alle esigenze di un ambiente in rapida evoluzione. L'educazione continua è diventata un pilastro fondamentale, con programmi di formazione che si concentrano su simulazioni realistiche e apprendimento pratico. Questi programmi consentono ai medici di affrontare scenari complessi in un ambiente controllato, migliorando le loro competenze pratiche e la capacità di lavorare sotto pressione.

Inoltre, la formazione interprofessionale sta guadagnando importanza, promuovendo una maggiore collaborazione tra medici, infermieri e altri professionisti della salute. Questo approccio integrato consente di affrontare in modo più efficace le situazioni di emergenza, garantendo un coordinamento migliore e un'assistenza più fluida ai pazienti.

Come Affrontare le Sfide Globali (Pandemie, Disastri Naturali, Terrorismo)

Le sfide globali, come pandemie, disastri naturali e atti di terrorismo, richiedono un approccio strategico e collaborativo nella medicina d'emergenza. L'epidemia di COVID-19 ha evidenziato l'importanza di una preparazione adeguata e della capacità di risposta rapida a situazioni di crisi. Le lezioni apprese da questa pandemia devono essere integrate nei piani di emergenza a livello globale, garantendo che i sistemi sanitari siano pronti a rispondere a future emergenze sanitarie.

La pianificazione per disastri naturali richiede un coordinamento tra le agenzie sanitarie, i servizi di emergenza e le organizzazioni governative. L'adozione di protocolli standardizzati e l'uso di tecnologie avanzate possono migliorare significativamente la capacità di risposta durante situazioni critiche, minimizzando il numero di vittime e ottimizzando l'uso delle risorse.

Infine, la lotta contro il terrorismo e la violenza richiede una vigilanza costante e una preparazione adeguata. I medici d'emergenza devono essere pronti a rispondere a eventi complessi e ad alto impatto, sviluppando piani di intervento specifici e collaborando con le forze dell'ordine e le agenzie di sicurezza.

Conclusione
Il futuro della medicina d'emergenza è promettente, con un focus crescente sulle innovazioni tecnologiche e sull'educazione continua. Prepararsi per affrontare le sfide globali richiede un approccio proattivo e collaborativo, affinché i professionisti della salute possano garantire un'assistenza efficace e tempestiva. Investire nella formazione, nelle tecnologie e nella pianificazione strategica sarà fondamentale per affrontare le sfide del futuro e garantire che la medicina d'emergenza continui a salvare vite.

Creare un Reparto di Eccellenza

Un reparto di emergenza di eccellenza è fondamentale per garantire che i pazienti ricevano cure di alta qualità in situazioni critiche. Questo capitolo esplorerà modelli organizzativi che migliorano l'efficienza e la qualità delle cure, strategie per attrarre e trattenere talenti nel pronto soccorso, l'importanza di promuovere una cultura di innovazione e miglioramento continuo, e il benchmarking come strumento per apprendere dalle migliori pratiche internazionali.

Modelli Organizzativi per Migliorare l'Efficienza e la Qualità delle Cure

La struttura e l'organizzazione di un reparto d'emergenza sono essenziali per il suo successo. Modelli organizzativi flessibili, come il modello a team, possono migliorare l'efficienza operativa e facilitare una comunicazione più efficace. In questo modello, i membri del team (medici, infermieri e personale di supporto) lavorano insieme in modo coordinato per gestire i pazienti, garantendo una risposta rapida e integrata alle emergenze.

Un altro approccio efficace è l'implementazione di sistemi di triage avanzati, che consentono di classificare i pazienti in base alla gravità della loro condizione. Utilizzando strumenti di triage basati su algoritmi, il personale può assegnare priorità alle cure in modo più preciso, riducendo i tempi di attesa e ottimizzando l'uso delle risorse.

La standardizzazione delle procedure e dei protocolli è un'altra strategia fondamentale. Sviluppare linee guida chiare per il trattamento delle diverse tipologie di emergenze può migliorare la qualità delle cure e ridurre gli errori. L'adozione di checklist e procedure operative standardizzate (SOP) può aiutare a garantire che tutti i membri del team seguano le stesse pratiche, migliorando la coerenza e la sicurezza delle cure fornite.

Strategie per Attrarre e Trattenere Talenti nel Pronto Soccorso
Attrarre e mantenere talenti nel campo della medicina d'emergenza è essenziale per garantire un reparto di successo. Una delle strategie più efficaci è offrire programmi di sviluppo professionale e opportunità di specializzazione. I medici e gli infermieri sono più propensi a rimanere in un ambiente che investe nella loro crescita professionale, quindi fornire corsi di aggiornamento, formazione

continua e percorsi di carriera ben definiti è fondamentale.

Inoltre, creare un ambiente di lavoro positivo e di supporto è cruciale. La valorizzazione del personale e la promozione del benessere psicologico e fisico possono contribuire a ridurre il burnout e migliorare la soddisfazione lavorativa. Programmi di supporto tra pari, sessioni di debriefing dopo eventi stressanti e l'implementazione di politiche per garantire un equilibrio tra vita professionale e privata possono fare la differenza.

Offrire incentivi competitivi, come pacchetti retributivi attraenti e benefit personalizzati, è un altro modo efficace per attrarre e trattenere talenti. Collaborazioni con istituzioni educative per programmi di borse di studio o tirocini possono anche incentivare i giovani professionisti a considerare il pronto soccorso come una carriera desiderabile.

Promuovere una Cultura di Innovazione e Miglioramento Continuo
La promozione di una cultura di innovazione è essenziale per migliorare costantemente la qualità delle cure. Ciò implica incoraggiare il personale a condividere idee e suggerimenti per migliorare i processi e le pratiche operative. Creare un ambiente in cui l'innovazione è

apprezzata e sostenuta può portare a soluzioni creative per affrontare le sfide quotidiane.

Implementare programmi di miglioramento continuo, come il ciclo PDCA (Plan-Do-Check-Act), consente al personale di identificare e risolvere i problemi in modo sistematico. Stabilire obiettivi chiari e misurabili e monitorare i progressi verso questi obiettivi è fondamentale per garantire che il reparto si sviluppi in modo coerente.

La formazione del personale su metodologie di innovazione, come il Lean Management e il Six Sigma, può anche fornire strumenti utili per migliorare l'efficienza e la qualità delle cure. Questi approcci possono aiutare a identificare e ridurre gli sprechi, migliorando la soddisfazione dei pazienti e l'efficacia del reparto.

Benchmarking: Apprendere dalle Migliori Pratiche Internazionali
Il benchmarking è un potente strumento per valutare le prestazioni del proprio reparto rispetto a standard riconosciuti a livello internazionale. Analizzare le pratiche dei reparti d'emergenza di successo in tutto il mondo può fornire spunti preziosi per il miglioramento.

Partecipare a reti di condivisione delle conoscenze e a conferenze internazionali consente di apprendere dalle esperienze altrui e di adattare le migliori pratiche al contesto locale. Creare collaborazioni con altre istituzioni e reparti d'emergenza può facilitare il trasferimento di conoscenze e risorse, portando a un miglioramento complessivo della qualità delle cure.

Inoltre, l'uso di indicatori di prestazione chiave (KPI) per monitorare e confrontare i risultati del proprio reparto con quelli di altre strutture consente di identificare aree di miglioramento e opportunità di crescita. Questo approccio basato sui dati può contribuire a guidare decisioni strategiche e politiche sanitarie.

Conclusione
Creare un reparto di emergenza di eccellenza richiede un approccio sistematico e proattivo. Implementare modelli organizzativi efficaci, attrarre e trattenere talenti, promuovere una cultura di innovazione e utilizzare il benchmarking per apprendere dalle migliori pratiche sono tutti passi fondamentali per garantire che i pazienti ricevano cure di alta qualità in situazioni critiche. Investire nel futuro della medicina d'emergenza è un impegno che può fare la differenza tra la vita e la morte, e ogni sforzo compiuto in questa direzione rappresenta un passo verso un'assistenza sanitaria migliore e più efficace.

Tecnologia e Innovazione in Pronto Soccorso

Nuove soluzioni per migliorare la gestione e le cure in emergenza
Il pronto soccorso è un ambiente in cui la rapidità di risposta può fare la differenza tra la vita e la morte. Per questo motivo, l'innovazione tecnologica riveste un ruolo cruciale nel migliorare l'efficienza, la precisione e la qualità delle cure. La telemedicina, l'intelligenza artificiale (IA), i sistemi di monitoraggio avanzato e le piattaforme digitali stanno trasformando il modo in cui i reparti di emergenza affrontano le situazioni critiche. In questo capitolo esploreremo come l'adozione di queste tecnologie può ottimizzare i processi, ridurre i tempi di intervento e migliorare gli esiti per i pazienti, con esempi pratici che ne dimostrano l'efficacia.

Telemedicina e intelligenza artificiale: nuove frontiere nella gestione dei casi
Telemedicina: estendere il pronto soccorso oltre le sue mura
La telemedicina sta cambiando profondamente il modo in cui i pronto soccorso gestiscono i casi non critici, riducendo il numero di pazienti che si presentano fisicamente in ospedale e

migliorando l'accesso alle cure, specialmente nelle zone rurali o scarsamente servite.

Esempio pratico:
In un ospedale di medie dimensioni, il pronto soccorso introduce un sistema di telemedicina per gestire pazienti con sintomi non gravi. I pazienti possono connettersi da remoto con un medico tramite videochiamata per una valutazione preliminare. Un uomo con un lieve dolore toracico si collega tramite l'app del pronto soccorso e, dopo una consultazione virtuale, viene rassicurato e indirizzato a un follow-up ambulatoriale, evitando un accesso fisico non necessario. Questo sistema ha ridotto gli accessi al pronto soccorso del 15% nei primi sei mesi, permettendo al personale di concentrarsi sui casi più urgenti.

Intelligenza artificiale: supporto decisionale rapido e preciso
L'intelligenza artificiale rappresenta una delle più potenti innovazioni in pronto soccorso, aiutando i medici a prendere decisioni più rapide e basate sui dati. Gli algoritmi di IA possono analizzare grandi quantità di informazioni cliniche e fornire suggerimenti sul trattamento, il tutto in pochi secondi.

Esempio pratico:
Un paziente arriva in pronto soccorso con sintomi ambigui che potrebbero indicare un

ictus o un'altra condizione neurologica. Grazie all'utilizzo di un sistema basato su IA, il software analizza rapidamente la storia clinica del paziente, i risultati dei test di laboratorio e i segni vitali, suggerendo al medico che è probabile un'ischemia cerebrale. Il medico, convalidando il suggerimento dell'IA, decide di agire immediatamente con una trombolisi, riducendo significativamente il rischio di danni cerebrali permanenti. L'IA ha permesso di ridurre i tempi decisionali, migliorando l'esito clinico del paziente.

Implementare sistemi di tracciamento e monitoraggio per una gestione ottimale
Il monitoraggio in tempo reale e il tracciamento dei pazienti e delle risorse all'interno del pronto soccorso sono essenziali per garantire una gestione fluida e ridurre i tempi di attesa. Le nuove tecnologie di monitoraggio permettono di seguire ogni passo del percorso di cura del paziente, migliorando l'efficienza e la sicurezza.

Esempio pratico:
In un pronto soccorso ad alta intensità, viene implementato un sistema di monitoraggio RFID (Radio Frequency Identification). Ogni paziente riceve un braccialetto con un chip RFID all'ingresso, che permette al personale di localizzarlo e monitorarne lo stato in tempo reale. Questo sistema consente di sapere immediatamente quando un paziente sta

aspettando troppo a lungo per un esame o se è rimasto bloccato in una fase del processo. Un paziente che necessita di una radiografia, ma che è rimasto in sala d'attesa per un tempo eccessivo, viene subito individuato dal sistema e indirizzato alla radiologia, riducendo il ritardo nel trattamento. Il sistema RFID ha ridotto i tempi medi di attesa del 20% e ha migliorato la gestione del flusso di pazienti.

Monitoraggio dei segni vitali in tempo reale
La tecnologia permette anche il monitoraggio continuo dei segni vitali, non solo per i pazienti in situazioni critiche ma anche per quelli che si trovano nelle aree di osservazione. Dispositivi indossabili o postazioni avanzate di monitoraggio permettono al personale di ricevere allarmi automatici in caso di deterioramento delle condizioni del paziente.

Esempio pratico:
In un caso di osservazione di un paziente con dolori addominali, un dispositivo indossabile monitora continuamente i suoi parametri vitali. Durante il suo tempo in attesa di una diagnosi definitiva, il dispositivo rileva un'improvvisa caduta della pressione arteriosa. Il sistema allerta immediatamente il personale, che interviene prima che la situazione diventi critica. Grazie a questo monitoraggio proattivo, il team riesce a stabilizzare il paziente in tempi rapidi, evitando complicazioni gravi.

Integrazione di piattaforme digitali per migliorare la comunicazione e la gestione delle emergenze

Uno degli aspetti più complessi della gestione del pronto soccorso è la comunicazione tra diversi membri del team sanitario e tra reparti. L'integrazione di piattaforme digitali per la gestione delle emergenze permette un flusso continuo di informazioni tra il personale, migliorando il coordinamento e riducendo i tempi di risposta.

Piattaforme di comunicazione integrata
Le piattaforme digitali che integrano comunicazioni tra medici, infermieri e altri operatori sanitari in tempo reale possono fare una differenza enorme. Questi sistemi permettono la condivisione immediata di risultati di esami, richieste di consulenze specialistiche e aggiornamenti sulle condizioni del paziente, evitando ritardi legati a malintesi o attese per ottenere informazioni cruciali.

Esempio pratico:
Un pronto soccorso implementa una piattaforma digitale integrata che permette al personale di comunicare in tempo reale e accedere alle cartelle cliniche elettroniche in modo simultaneo. Un paziente con un trauma cranico arriva in pronto soccorso e il medico, tramite la piattaforma, invia una richiesta urgente di esami diagnostici alla radiologia.

Contemporaneamente, un neurochirurgo, allertato dalla piattaforma, può accedere ai risultati della TC non appena sono disponibili. Grazie a questo sistema, il team di emergenza riesce a decidere e attuare il trattamento entro un'ora dall'arrivo del paziente, riducendo al minimo i rischi.

Integrazione con i sistemi di emergenza territoriali
Un altro importante passo avanti è l'integrazione delle piattaforme digitali del pronto soccorso con i sistemi di emergenza territoriale (come il 118). Questo permette al personale del pronto soccorso di ricevere informazioni in tempo reale su pazienti in arrivo, permettendo una preparazione più mirata e una gestione immediata.

Esempio pratico:
Un pronto soccorso di una città molto trafficata adotta un sistema che permette alle ambulanze di inviare i dati dei pazienti direttamente all'ospedale durante il trasporto. Un paziente con sospetto infarto viene trasportato al pronto soccorso, e i parametri vitali e l'ECG vengono trasmessi all'équipe medica prima dell'arrivo. Quando il paziente arriva, il team ha già valutato i dati e preparato la sala per la rivascolarizzazione immediata. Questo tipo di integrazione ha ridotto i tempi di intervento di

quasi 30 minuti, salvando vite e migliorando gli esiti clinici.

Conclusioni
L'adozione di nuove tecnologie e piattaforme digitali in pronto soccorso sta rivoluzionando il modo in cui le emergenze vengono gestite. La telemedicina, l'intelligenza artificiale, i sistemi di monitoraggio avanzato e le piattaforme di comunicazione integrate permettono di ottimizzare i processi, ridurre i tempi di risposta e migliorare gli esiti dei pazienti. Le soluzioni tecnologiche non solo aumentano l'efficienza, ma offrono anche un supporto decisionale fondamentale, garantendo che il personale medico possa dedicarsi alle cure più urgenti con tutte le informazioni e gli strumenti necessari. Questa innovazione costante è la chiave per affrontare le sfide sempre più complesse del pronto soccorso moderno.

Gestione dell'Informazione e Sistemi di Comunicazione

Ottimizzare la comunicazione per un'assistenza sanitaria di qualità
In un contesto frenetico come il pronto soccorso, la gestione dell'informazione e i sistemi di comunicazione sono fondamentali per garantire un coordinamento efficiente tra i reparti e una cura di alta qualità per i pazienti. Un flusso informativo centralizzato e sicuro non solo aiuta a prendere decisioni rapide, ma riduce anche il rischio di errori clinici e incomprensioni tra i vari professionisti della salute. In questo capitolo, esploreremo come ottimizzare la gestione delle informazioni e i sistemi di comunicazione, utilizzando esempi pratici per illustrare l'importanza di tali strategie.

Centralizzare l'informazione per migliorare il coordinamento tra reparti
La centralizzazione delle informazioni è cruciale per garantire che tutti i membri del team sanitario abbiano accesso ai dati necessari in tempo reale. Un sistema centralizzato consente un flusso continuo di informazioni tra i reparti, riducendo i tempi di attesa e migliorando l'efficacia del trattamento.

Esempio pratico:
In un ospedale metropolitano, il pronto soccorso ha implementato un sistema di cartella clinica elettronica (CME) centralizzato che integra le informazioni di pazienti provenienti da diversi reparti. Ad esempio, un paziente che arriva in pronto soccorso dopo un incidente stradale ha una storia clinica dettagliata disponibile per il personale. I medici possono visualizzare gli esami precedenti, le allergie e le terapie in corso senza dover cercare fisicamente documenti cartacei. Questo accesso immediato alle informazioni ha portato a una riduzione del 25% nei tempi di trattamento per i pazienti in condizioni critiche.

Strategia:
È fondamentale che tutti i reparti siano formati sull'uso della CME e su come aggiornare le informazioni in tempo reale. Ciò assicura che ogni membro del team sia sulla stessa lunghezza d'onda e che le informazioni siano sempre aggiornate e accessibili.

Sistemi informativi sanitari: digitalizzazione dei processi e sicurezza dei dati
La digitalizzazione dei processi sanitari non solo migliora l'efficienza operativa, ma garantisce anche una maggiore sicurezza dei dati dei pazienti. I sistemi informativi sanitari moderni permettono di gestire le informazioni in modo centralizzato, proteggendo la privacy

dei pazienti e facilitando la condivisione dei dati.

Esempio pratico:
Un pronto soccorso ha adottato un sistema di gestione delle informazioni sanitari che include la crittografia dei dati e un sistema di autenticazione a due fattori per garantire la sicurezza. Quando un medico accede alla cartella di un paziente, è certo che le informazioni siano protette e che solo il personale autorizzato possa visualizzarle. Questo approccio ha ridotto significativamente i rischi di violazioni della privacy e ha aumentato la fiducia dei pazienti nei confronti del sistema sanitario.

Strategia:
È cruciale effettuare formazione regolare sul tema della sicurezza dei dati per tutto il personale sanitario. L'informazione e la consapevolezza su come gestire correttamente i dati dei pazienti devono diventare parte integrante della cultura organizzativa.

Comunicazione interprofessionale e interdisciplinare: come evitare errori e incomprensioni
La comunicazione efficace tra i vari professionisti della salute è essenziale per ridurre gli errori e migliorare la qualità dell'assistenza. La creazione di un ambiente in

cui le diverse discipline possono comunicare apertamente e collaborare è un elemento chiave nella gestione del pronto soccorso.

Esempio pratico:
In un pronto soccorso, è stato istituito un "daily huddle", una breve riunione quotidiana del team per discutere i casi più complessi e coordinare le attività. Durante uno di questi incontri, il personale di infermieristica e i medici discutono un paziente con sintomi di sepsi. Grazie a questa comunicazione diretta, si identificano le mancanze nella somministrazione degli antibiotici e si stabilisce un piano d'azione chiaro. Questa pratica ha ridotto gli errori di somministrazione del 40% e ha migliorato il tempo di risposta nelle situazioni critiche.

Strategia:
Implementare strumenti di comunicazione digitale che consentano aggiornamenti rapidi e condivisione di informazioni tra le diverse professioni. Applicazioni di messaggistica sicura o bacheche virtuali possono facilitare il flusso di comunicazione e garantire che le informazioni rilevanti siano sempre accessibili a chi ne ha bisogno.

Conclusioni
La gestione dell'informazione e dei sistemi di comunicazione nel pronto soccorso è

fondamentale per garantire un'assistenza sanitaria efficiente e sicura. Centralizzare le informazioni, digitalizzare i processi e promuovere una comunicazione interprofessionale efficace non solo migliorano il coordinamento tra i reparti, ma riducono anche il rischio di errori clinici e incomprensioni. Investire in sistemi informativi e formazione continua per il personale è essenziale per garantire che i professionisti della salute possano fornire cure di alta qualità in un ambiente frenetico. L'ottimizzazione della gestione dell'informazione è, senza dubbio, un pilastro cruciale per un pronto soccorso efficiente e reattivo.

L'Integrazione dei Fattori Produttivi

Nel mondo dinamico del pronto soccorso, l'efficienza e la qualità delle cure dipendono dalla capacità di integrare i vari fattori produttivi: risorse umane, tecnologiche, finanziarie, fisiche e informative. Ogni componente gioca un ruolo essenziale, ma è la loro sinergia che può fare la differenza tra un sistema sanitario funzionale e uno che lotta per rimanere a galla.

Sinergie tra Risorse Umane, Tecnologiche e Finanziarie
In un pronto soccorso, le risorse umane rappresentano il cuore del sistema, ma senza un supporto adeguato da parte delle tecnologie e senza un finanziamento adeguato, il personale sanitario può trovarsi in difficoltà a offrire cure di alta qualità. L'integrazione efficace di questi fattori richiede una gestione strategica e una visione d'insieme che miri a massimizzare il contributo di ciascun componente.

Ad esempio, durante una mia esperienza in un grande ospedale metropolitano, abbiamo lavorato per implementare un sistema di cartelle cliniche elettroniche avanzato che integrasse i dati in tempo reale provenienti da diversi dispositivi, come monitor di segni vitali e dispositivi per la somministrazione di farmaci. Questo strumento non solo ha permesso ai medici di ottenere informazioni critiche in modo rapido e accurato, ma ha anche ridotto gli errori umani e i tempi di attesa dei pazienti. Tuttavia, senza una formazione approfondita del personale e senza un investimento finanziario consistente per l'acquisto delle tecnologie e il loro mantenimento, il sistema non avrebbe funzionato.

In un contesto più piccolo, come un pronto soccorso rurale, la sinergia tra risorse umane, tecnologiche e finanziarie potrebbe assumere una forma diversa. Qui, il budget limitato obbliga spesso a soluzioni creative, come l'utilizzo di telemedicina per collegare il personale locale con specialisti in centri più grandi. Questo approccio garantisce che i pazienti ricevano consulenze di alto livello, anche in contesti dove le risorse umane e tecnologiche sono limitate.

Monitorare e Misurare l'Efficacia dell'Organizzazione e il Suo Impatto sulla Qualità delle Cure

Un'organizzazione di pronto soccorso che integra efficacemente i suoi fattori produttivi non può fermarsi alla semplice implementazione. È cruciale monitorare e misurare regolarmente l'efficacia delle sue operazioni per garantire che i risultati attesi vengano effettivamente raggiunti.

Durante una mia collaborazione con un ospedale universitario, abbiamo introdotto un sistema di monitoraggio continuo della qualità delle cure. Questo sistema prevedeva la raccolta di dati su vari indicatori: tempi di attesa, tasso di mortalità, frequenza degli errori medici e soddisfazione dei pazienti. Questi dati venivano analizzati mensilmente e confrontati con i benchmark nazionali e internazionali. Questo approccio ci ha permesso di identificare rapidamente i punti deboli e di intervenire prima che diventassero problematici. Per esempio, quando abbiamo notato un aumento nei tempi di attesa per i pazienti meno critici, abbiamo riorganizzato la distribuzione dei turni e integrato una procedura di triage più rapida, migliorando i tempi di risposta e la soddisfazione complessiva.

L'uso delle tecnologie di monitoraggio ha dimostrato che i processi ben implementati riducono non solo i tempi di risposta, ma migliorano anche gli esiti clinici, dimostrando come l'integrazione tra risorse umane e tecnologiche possa avere un impatto diretto sulla salute dei pazienti.

L'Importanza del Feedback Continuo e del Miglioramento Continuo dei Processi

Un altro fattore cruciale per l'integrazione efficace dei fattori produttivi è il feedback continuo. Creare un ambiente in cui il personale è incoraggiato a fornire input su ciò che funziona e cosa può essere migliorato è essenziale per mantenere alto il livello di prestazioni.

In un ospedale con cui collaboro, abbiamo istituito incontri settimanali tra i membri del personale sanitario di tutti i livelli – medici, infermieri, tecnici e amministrativi – per discutere i problemi emersi durante la settimana e proporre soluzioni. Uno degli esempi più interessanti è stato quando un infermiere ha suggerito di semplificare il processo di registrazione delle allergie dei pazienti utilizzando un sistema a codici colore. Questo feedback è stato adottato immediatamente, riducendo il tempo necessario per accedere a informazioni critiche in caso di emergenza e prevenendo errori potenzialmente fatali.

Il miglioramento continuo non riguarda solo le tecnologie o le procedure, ma anche il benessere del personale. Abbiamo introdotto regolarmente sessioni di formazione e momenti di confronto per ridurre il rischio di burnout e migliorare la coesione del team. Ad esempio, le simulazioni pratiche di casi clinici complessi aiutano i team a lavorare meglio insieme e migliorano la fiducia reciproca, creando un ciclo virtuoso di miglioramento continuo delle prestazioni.

Conclusione

L'integrazione dei fattori produttivi in un pronto soccorso è come dirigere una grande orchestra: ogni elemento – risorse umane, tecnologia, finanze, spazi fisici e informazioni – deve suonare all'unisono per creare un sistema che funzioni alla perfezione. Attraverso il monitoraggio costante, il feedback e il miglioramento continuo, un pronto soccorso può raggiungere il massimo del suo potenziale e offrire cure di altissima qualità in ogni situazione, dimostrando che una gestione oculata delle risorse è non solo possibile, ma essenziale per salvare vite.

Pianificazione e Gestione delle Risorse Finanziarie

Come ottimizzare i costi senza comprometterete la qualità delle cure in pronto soccorso

Nel pronto soccorso, l'efficienza operativa non è solo una questione di processi clinici ben oliati, ma anche di una gestione attenta delle risorse finanziarie. A fronte di risorse limitate e una domanda crescente, il personale amministrativo e sanitario si trova spesso di fronte a sfide impegnative. Allocare il budget in modo strategico, ottimizzare i costi e mantenere alta la qualità delle cure richiede una pianificazione accurata e un approccio orientato alla sostenibilità. In questo capitolo, esploreremo come i pronto soccorsi possono affrontare queste sfide con esempi pratici e modelli di finanziamento efficaci.

Budget e allocazione delle risorse: massimizzare l'efficienza con risorse limitate

Un pronto soccorso è un ambiente che consuma molte risorse, non solo in termini di attrezzature mediche e farmaci, ma anche per il personale, i dispositivi di protezione individuale (DPI), le infrastrutture tecnologiche e altro ancora. Per questo, è fondamentale una pianificazione finanziaria accurata, che tenga conto delle priorità e delle necessità di ogni singolo reparto. Una gestione errata del budget può portare a carenze che incidono negativamente sia sull'efficienza operativa sia sulla qualità delle cure offerte.

Esempio pratico:
In un ospedale con risorse limitate, il direttore del pronto soccorso nota che i costi per l'acquisto di farmaci di emergenza sono aumentati notevolmente. Dopo un'analisi approfondita, si scopre che molti farmaci venivano ordinati in eccesso, provocando sprechi poiché alcuni di essi scadevano prima di essere utilizzati. Il team di gestione implementa un nuovo sistema di monitoraggio dell'inventario, riducendo gli ordini a quelli effettivamente necessari. Questo ha portato a un taglio dei costi del 15% senza compromettere la disponibilità dei farmaci per i pazienti.

Strategia:
Utilizzare strumenti di analisi dei dati per monitorare l'uso delle risorse in tempo reale e identificare sprechi o inefficienze. Questo consente di distribuire il budget in modo più mirato, allocando fondi laddove sono davvero necessari e riducendo le spese superflue.

Ottimizzare i costi operativi mantenendo alta la qualità delle cure

Un'altra sfida critica per i pronto soccorsi è come ridurre i costi operativi senza compromettere la qualità delle cure. Il risparmio non deve significare sacrificare la sicurezza dei pazienti o la capacità del personale di rispondere prontamente alle emergenze. La chiave è individuare aree di ottimizzazione dove si possono applicare soluzioni innovative e più efficienti.

Esempio pratico:
Un pronto soccorso con alti tassi di accesso decide di investire in una unità di triage avanzato, composta da un team di infermieri specializzati che valutano i pazienti appena arrivati, suddividendoli in base alla gravità del caso. Questa suddivisione più rapida ed efficiente ha permesso di ridurre i tempi di attesa e di indirizzare i pazienti meno gravi verso strutture ambulatoriali, liberando risorse preziose per i casi urgenti. Grazie a questo, il pronto soccorso ha ridotto i costi legati alla gestione di pazienti con patologie minori, migliorando contemporaneamente la qualità delle cure fornite ai casi critici.

Strategia:
Investire in formazione del personale per migliorare le competenze nel triage e adottare tecnologie di supporto decisionale, come software per la gestione del flusso dei pazienti,

può essere una soluzione efficace per ridurre i costi senza compromettere la cura.

Modelli di finanziamento sostenibili per reparti di emergenza

Il futuro della gestione finanziaria in pronto soccorso non può basarsi solo su un aumento delle risorse. È necessario sviluppare modelli di finanziamento sostenibili, che possano garantire una continuità di risorse nel lungo periodo, anche in scenari di crisi economiche o di emergenze sanitarie. Tali modelli devono prevedere l'uso intelligente di risorse pubbliche, fondi privati e innovazioni tecnologiche che possano ridurre i costi e aumentare l'efficacia operativa.

Modello pratico 1: Collaborazioni pubblico-privato
Un pronto soccorso in una città di medie dimensioni ha avviato una partnership con un'azienda tecnologica per implementare un sistema di telemedicina. Questo permette ai pazienti con condizioni meno gravi di essere valutati da remoto, riducendo il flusso in entrata in pronto soccorso. L'investimento iniziale è stato coperto grazie a fondi privati, mentre la gestione è rimasta sotto il controllo dell'ospedale pubblico. Questo modello ha permesso una riduzione del 20% degli accessi non necessari, liberando fondi per altre risorse.

Modello pratico 2: Incentivi per il personale
Un altro pronto soccorso ha implementato un sistema di incentivi finanziari per il personale sanitario, collegato al miglioramento dei risultati clinici e alla riduzione degli sprechi. Gli incentivi sono stati erogati utilizzando una parte del budget risparmiato grazie a pratiche più efficienti. Questo ha non solo ridotto i costi, ma ha anche aumentato la motivazione del personale a migliorare continuamente i processi, creando un circolo virtuoso di efficienza e qualità.

Conclusioni
La gestione delle risorse finanziarie in pronto soccorso richiede un approccio strategico e lungimirante. Con un'allocazione attenta delle risorse, l'uso di modelli di finanziamento innovativi e una costante attenzione all'ottimizzazione, è possibile mantenere alta la qualità delle cure anche in presenza di risorse limitate. Ogni euro risparmiato con una gestione intelligente può essere reinvestito per migliorare l'efficacia delle cure e garantire che il pronto soccorso continui a essere un pilastro della sanità pubblica, pronto a rispondere a qualsiasi emergenza, senza mai sacrificare la qualità o la dignità del paziente.

Superare le Principali Sfide del Pronto Soccorso attraverso l'Analisi

Introduzione
Gli ospedali rappresentano organizzazioni complesse in cui ogni reparto deve collaborare sinergicamente per garantire la migliore assistenza possibile ai pazienti. Tuttavia, se un dipartimento non raggiunge i suoi standard operativi, l'impatto negativo si estende a tutta l'organizzazione. In particolare, il pronto soccorso si trova ad affrontare sfide distintive che possono compromettere il flusso e l'efficienza dell'intero sistema ospedaliero.

In questo capitolo, esploreremo cinque sfide chiave che i pronto soccorso devono affrontare:

- Carenza di personale
- Vincoli di capacità
- Pressione finanziaria
- Popolazioni con problemi di salute mentale e abuso di sostanze
- Esecuzione di servizi accessori

Analizzeremo le cause profonde di queste problematiche e il loro impatto su pazienti, personale e sull'ospedale nel suo complesso. Inoltre, discuteremo di come l'analisi dei dati possa essere utilizzata per affrontare queste sfide, ottimizzando le risorse e migliorando l'assistenza ai pazienti, anche in situazioni difficili.

Carenza di Personale

La pandemia di COVID-19 ha amplificato in modo drammatico le carenze di personale nel settore sanitario, poiché molti operatori hanno abbandonato la professione a causa dell'esaurimento e dei traumi. Sebbene la situazione pandemica stia migliorando, gli ospedali continuano a lottare contro una significativa scarsità di personale, con un recente studio che evidenzia come il 31% degli infermieri abbia dichiarato l'intenzione di lasciare la professione. Secondo l'American Hospital Association, si prevede una carenza di fino a 3,2 milioni di operatori sanitari entro il 2026.

Le conseguenze di una carenza di personale sono particolarmente gravi nel pronto soccorso, dove un'assistenza tempestiva è cruciale per salvare vite. Le carenze possono portare a:

- Qualità inferiore delle cure
- Aumento del rischio di errori medici
- Tempi di attesa prolungati

Per garantire che il personale sia in grado di fornire assistenza di alta qualità, gli ospedali devono adottare strategie di programmazione che equilibrino i carichi di lavoro, evitando sia il sovraffollamento sia la scarsità di risorse.

Come l'Analisi può Aiutare
Le soluzioni analitiche possono identificare i picchi di afflusso in tempo reale, consentendo una pianificazione efficace delle risorse umane. Analizzando i dati relativi alle prestazioni e alla produttività del personale, i pronto soccorso possono:

- Determinare i momenti di maggiore afflusso
- Valutare le aree necessitanti di ulteriore formazione
- Ottimizzare i livelli di personale per garantire una copertura adeguata

Raccogliendo e analizzando i dati su turnover, retribuzioni e soddisfazione lavorativa, i dipartimenti possono implementare strategie per attrarre e trattenere il personale, massimizzando l'efficienza operativa e riducendo i rischi di esaurimento del personale.

Vincoli di Capacità
Il sovraffollamento rappresenta una delle sfide più gravi per i pronto soccorso, con il CDC che riporta circa 131 milioni di visite annuali negli Stati Uniti. Quando il numero di pazienti supera

la capacità del reparto di fornire cure adeguate, ne derivano gravi conseguenze per la salute dei pazienti e per l'efficacia dell'intero sistema.

Studi recenti hanno evidenziato come il sovraffollamento possa aumentare il rischio di morte dei pazienti del 34%. Le cause del sovraffollamento includono:

- L'incremento della popolazione
- L'invecchiamento della popolazione
- L'accesso limitato a cure primarie

È essenziale che gli ospedali sviluppino strategie innovative per gestire l'afflusso dei pazienti e migliorare l'assistenza.

Come l'Analisi può Aiutare
Una soluzione analitica che integri dati da tutti i reparti dell'ospedale può fornire una visione d'insieme del flusso dei pazienti. L'analisi in tempo reale consente di:

- Identificare colli di bottiglia e inefficienze
- Ottimizzare l'assegnazione dei letti
- Monitorare l'occupazione del pronto soccorso

Strumenti analitici possono anche evidenziare l'utilizzo dello spazio fisico, consentendo agli ospedali di adattare le strutture alle necessità crescenti, aumentando così la capacità di accoglienza.

Popolazioni con Problemi di Salute Mentale e Abuso di Sostanze
Il pronto soccorso sta diventando un punto di accesso sempre più comune per i pazienti con disturbi di salute mentale e problemi di abuso di sostanze. Negli Stati Uniti, 1 adulto su 5 vive con un disturbo mentale, ma oltre la metà non ha accesso a cure regolari. Questa mancanza di assistenza porta a visite frequenti al pronto soccorso, spesso con tempi di attesa più lunghi e ricoveri più frequenti.

Il Journal of General Internal Medicine ha riportato un aumento del 30% delle visite al pronto soccorso da parte di adulti con disturbi da abuso di alcol e sostanze tra il 2014 e il 2018. Le conseguenze per i pronto soccorso includono:
- Congestione dei reparti
- Necessità di personale formato per il triage e il trattamento
- Aumento della complessità nella gestione dei pazienti

Come l'Analisi può Aiutare
L'analisi dei dati sui pazienti consente ai pronto soccorso di identificare modelli nelle visite e di adeguare le risorse. Attraverso l'analisi dei

determinanti sociali della salute e delle comorbilità, gli ospedali possono:

- Sviluppare interventi mirati per la prevenzione
- Facilitare il coordinamento delle cure tra specialisti
- Fornire un'assistenza più integrata

La creazione di archivi dati unificati permette una comunicazione più fluida tra i reparti, contribuendo a un approccio più coordinato e, quindi, a migliori risultati per i pazienti.

Pressioni Finanziarie
Idealmente, un pronto soccorso dovrebbe essere una risorsa finanziaria positiva per un ospedale. Tuttavia, l'aumento dei costi operativi e la diminuzione dei tassi di rimborso hanno reso difficile per i pronto soccorso mantenere la redditività. La gestione inefficiente può portare a perdite significative, come opportunità mancate di trattamento dovute a tempi di attesa eccessivi.

Come l'Analisi può Aiutare
L'integrazione di dati finanziari e operativi consente ai pronto soccorso di comprendere meglio le proprie performance. Utilizzando l'analisi per:

- Ottimizzare la gestione del ciclo dei ricavi

- Identificare perdite di fatturato
- Ridurre gli sprechi e migliorare la supply chain

Gli ospedali possono migliorare la loro situazione finanziaria senza compromettere la qualità delle cure. Le soluzioni analitiche possono anche monitorare le metriche relative ai tempi di attesa, assicurando che i pazienti ricevano assistenza prima di decidere di lasciare l'ospedale.

Servizi Accessori
I servizi ausiliari, come quelli di laboratorio e radiologia, sono vitali per le operazioni del pronto soccorso. I ritardi in questi servizi possono ridurre la produttività e aumentare la frustrazione dei pazienti. Ad esempio, i tempi di attesa per i risultati diagnostici prolungati possono comportare allungamenti della degenza e sovraffollamento del pronto soccorso.

Come l'Analisi può Aiutare
Le soluzioni analitiche possono identificare inefficienze nei servizi ausiliari. Attraverso l'analisi dei tempi di risposta e dei volumi di utilizzo, i pronto soccorso possono:

- Ottimizzare i flussi di lavoro
- Ridurre i tempi di attesa
- Identificare opportunità per migliorare le procedure diagnostiche

La raccolta e l'analisi dei dati possono anche aiutare a comprendere meglio l'efficacia dei servizi ausiliari, assicurando che i dipartimenti di emergenza possano offrire assistenza tempestiva e di alta qualità.

Come Gli Ospedali Possono Superare le Sfide del Pronto Soccorso

Per affrontare con successo le principali sfide, gli ospedali necessitano di una comprensione chiara dei loro KPI e risultati. Monitorando le tendenze operative e cliniche, i dipartimenti di emergenza possono ottimizzare le risorse e migliorare l'efficienza operativa.

Le soluzioni analitiche digitali offrono un'opportunità preziosa per sbloccare informazioni utili. Con una solida analisi dei dati, i pronto soccorso possono adattarsi rapidamente ai cambiamenti delle esigenze dei pazienti, aumentando la soddisfazione e migliorando gli esiti clinici.

Sostenibilità e Innovazione nel Tempo

Costruire un futuro resiliente per il pronto soccorso
Nel contesto del pronto soccorso, la sostenibilità e l'innovazione non sono solo parole d'ordine, ma principi fondamentali per garantire un'assistenza sanitaria di alta qualità nel lungo termine. Le sfide odierne richiedono che le strutture sanitarie non solo rispondano prontamente alle emergenze, ma che lo facciano in modo sostenibile e innovativo. Questo capitolo esplorerà strategie a lungo termine per l'ottimizzazione delle risorse, come adattarsi ai cambiamenti e l'importanza di investire nelle persone e nella tecnologia.

Strategie di lungo termine per l'ottimizzazione delle risorse
La pianificazione strategica e l'ottimizzazione delle risorse sono fondamentali per garantire la sostenibilità del pronto soccorso. Ciò include una gestione efficiente delle attrezzature, dei farmaci e delle risorse umane, permettendo così di affrontare le sfide quotidiane in modo più efficace.

Esempio pratico:

Un pronto soccorso ha implementato un sistema di gestione delle scorte basato sulla domanda per i farmaci e le attrezzature mediche. Utilizzando dati storici e previsioni di afflusso, l'ospedale ha potuto prevedere le necessità di approvvigionamento. Ad esempio, durante la stagione influenzale, il sistema avvisa automaticamente il personale quando i livelli di scorte raggiungono una soglia critica, consentendo di ordinare in tempo. Questo approccio ha ridotto gli sprechi di risorse del 20% e ha garantito che le attrezzature necessarie fossero sempre disponibili.

Strategia:
Adottare tecnologie di monitoraggio delle scorte e analisi dei dati per ottimizzare la gestione delle risorse e prevedere le esigenze future. Investire nella formazione del personale per garantire che comprendano l'importanza di una gestione efficiente delle risorse è altrettanto cruciale.

Adattabilità ai cambiamenti e innovazione continua per mantenere l'eccellenza
La capacità di adattarsi rapidamente ai cambiamenti è vitale in un ambiente così dinamico come il pronto soccorso. Le strutture devono essere pronte a innovare continuamente per affrontare nuove sfide e migliorare la qualità delle cure.

Esempio pratico:
Un pronto soccorso ha avviato un programma di innovazione continua, in cui il personale è incoraggiato a presentare idee e soluzioni innovative. Un'infermiera ha suggerito di utilizzare un sistema di triage elettronico che impiega un'applicazione per smartphone per raccogliere informazioni sui pazienti e indirizzarli rapidamente alle giuste risorse. Questa innovazione ha ridotto il tempo di triage del 30%, consentendo una gestione più efficiente e tempestiva dei pazienti.

Strategia:
Stabilire un ciclo di feedback regolare dove i membri del team possano discutere idee innovative e opportunità di miglioramento. Creare una cultura aziendale che promuova il pensiero critico e l'innovazione è fondamentale per garantire che il pronto soccorso rimanga all'avanguardia.

Investire nelle persone e nella tecnologia per il futuro del pronto soccorso
L'investimento nelle persone e nelle tecnologie è cruciale per garantire la sostenibilità del pronto soccorso. Un personale ben formato e motivato, insieme a tecnologie avanzate, crea una base solida per affrontare le sfide future.

Esempio pratico:

Un ospedale ha implementato un programma di formazione continua per il personale del pronto soccorso, che include corsi su nuove tecnologie, procedure di emergenza aggiornate e competenze trasversali come la comunicazione e la gestione dello stress. Questo approccio ha portato a un aumento della soddisfazione del personale e ha ridotto il turnover del 15%. Inoltre, l'introduzione di un sistema di telemedicina ha migliorato l'accesso alle cure per i pazienti, consentendo ai medici di consultare specialisti senza la necessità di trasferire il paziente.

Strategia:
Investire in tecnologie emergenti, come l'intelligenza artificiale e l'analisi dei dati, per ottimizzare i processi e migliorare l'efficienza operativa. Implementare programmi di sviluppo professionale per il personale è essenziale per mantenere un team motivato e altamente qualificato.

Conclusioni
La sostenibilità e l'innovazione nel pronto soccorso non sono solo obiettivi a breve termine, ma strategie a lungo termine per garantire che le strutture sanitarie possano rispondere efficacemente alle sfide future. Investire in risorse, adattarsi ai cambiamenti e promuovere una cultura di innovazione sono passi cruciali per costruire un ambiente di

lavoro resiliente e sostenibile. Ogni miglioramento, ogni idea innovativa e ogni formazione del personale sono investimenti nel futuro del pronto soccorso e, in ultima analisi, nella salute e nel benessere dei pazienti che serviamo.

Parte IX

Formazione e Diversità

Simulazione e Formazione Pratica

L'IMPORTANZA DELLE ESERCITAZIONI PRATICHE E DELLE SIMULAZIONI PER PREPARARE IL PERSONALE A SITUAZIONI DI EMERGENZA

Introduzione
La preparazione per situazioni di emergenza è fondamentale in ambito sanitario, dove la capacità di risposta rapida e coordinata può fare la differenza tra vita e morte. Le esercitazioni pratiche e le simulazioni sono strumenti essenziali per formare il personale, consentendo a medici, infermieri e altri operatori sanitari di affrontare scenari di emergenza in modo efficace. Questo capitolo esplorerà l'importanza di tali esercitazioni, presentando esempi concreti di come queste tecniche possano migliorare la prontezza e le competenze del personale.

L'importanza della Formazione Pratica
1. Apprendimento Esperienziale
La formazione tradizionale, basata su lezioni teoriche, ha i suoi limiti. Le esercitazioni pratiche offrono l'opportunità di applicare le conoscenze in un contesto controllato,

permettendo al personale di fare esperienza diretta. L'apprendimento esperienziale è particolarmente efficace nelle situazioni ad alta pressione, dove il tempo è un fattore critico.

Esempio pratico: In un ospedale, un gruppo di infermieri e medici ha partecipato a un'esercitazione di simulazione di un arresto cardiaco. Durante la simulazione, hanno dovuto attivare il protocollo di rianimazione cardiopolmonare (RCP) in tempo reale, utilizzando manichini ad alta fedeltà che replicano le condizioni fisiologiche reali. Questo approccio ha permesso loro di esercitarsi non solo nelle manovre tecniche, ma anche nella comunicazione e nel lavoro di squadra, essenziali in situazioni di emergenza.

2. Riduzione dello Stress e Maggiore Flessibilità
Le simulazioni preparano il personale a gestire lo stress e l'ansia associati a situazioni di emergenza. Quando gli operatori sanitari affrontano scenari simulati, possono sperimentare la pressione di una situazione critica senza le conseguenze reali. Questo aiuta a sviluppare competenze emotive e comportamentali.

Esempio pratico: Durante una simulazione di gestione di una crisi, i partecipanti si sono trovati di fronte a una serie di eventi imprevisti, come il crollo di una parete in un'area di emergenza affollata. Gli operatori hanno dovuto rapidamente valutare la situazione, comunicare tra di loro e stabilire priorità per il trattamento dei pazienti. Al termine della simulazione, sono stati condotti debriefing per analizzare le reazioni e le decisioni, evidenziando l'importanza della calma e della leadership in situazioni di emergenza.

Esercitazioni Pratiche: Varietà e Applicazioni
Le esercitazioni pratiche possono variare notevolmente in base agli obiettivi formativi e alle esigenze specifiche del personale. Ecco alcuni tipi di esercitazioni che si sono dimostrati efficaci:

1. Esercitazioni di Massima Capacità
Queste simulazioni coinvolgono un gran numero di operatori sanitari e possono riprodurre scenari di emergenza che richiedono una risposta coordinata e su larga scala, come un incidente stradale con più vittime.

Esempio pratico: Un ospedale ha organizzato una simulazione di un incidente con più veicoli. In questa esercitazione, è stata coinvolta non solo l'unità di pronto soccorso, ma anche i servizi di emergenza e le forze dell'ordine. Gli operatori hanno dovuto gestire l'afflusso simultaneo di pazienti, stabilire triage e coordinare il trasporto verso altre strutture ospedaliere. Al termine, è stato possibile analizzare le dinamiche di lavoro tra i vari gruppi coinvolti, migliorando così la collaborazione interprofessionale.

2. Simulazioni Interdisciplinari
Le emergenze sanitarie richiedono spesso il coinvolgimento di diverse figure professionali, come medici, infermieri, farmacisti e assistenti sociali. Le simulazioni interdisciplinari aiutano a creare una comprensione comune delle rispettive responsabilità.

Esempio pratico: In un'unità di terapia intensiva, è stata condotta una simulazione incentrata su un paziente affetto da un grave trauma cranico. Durante l'esercitazione, hanno partecipato neurochirurghi, anestesisti, infermieri e farmacisti, tutti impegnati nella gestione del paziente. Questa simulazione ha migliorato la comunicazione tra i vari ruoli e ha enfatizzato l'importanza della collaborazione nelle decisioni critiche.

3. Simulazioni Tecnologiche
Le simulazioni non si limitano all'interazione umana; possono includere anche l'uso di tecnologie avanzate. Manichini interattivi e simulazioni virtuali permettono ai partecipanti di vivere esperienze realistiche.

Esempio pratico: Un ospedale ha implementato un programma di simulazione virtuale per la gestione delle emergenze respiratorie.

Utilizzando realtà aumentata, i medici possono simulare procedure come l'intubazione e il posizionamento di una maschera di ventilazione, ricevendo feedback immediato sulle loro prestazioni. Questa tecnologia ha consentito ai partecipanti di esercitarsi ripetutamente in un ambiente sicuro, aumentando così la loro fiducia e competenza.

Conclusione

Le esercitazioni pratiche e le simulazioni sono strumenti indispensabili per preparare il personale sanitario a situazioni di emergenza. Attraverso l'apprendimento esperienziale, la riduzione dello stress e una preparazione mirata, il personale può affrontare situazioni critiche con maggiore sicurezza e competenza. Gli esempi pratici dimostrano che investire in formazione simulata non solo migliora le prestazioni individuali, ma favorisce anche la coesione del team e l'efficacia complessiva dell'assistenza sanitaria.

Investire nella formazione pratica e nelle simulazioni significa garantire una risposta rapida e adeguata alle emergenze, salvaguardando la vita dei pazienti e migliorando l'efficienza dei servizi sanitari.

Diversità e Inclusione nel Pronto Soccorso

COME GESTIRE LA DIVERSITÀ CULTURALE E LE BARRIERE LINGUISTICHE CON I PAZIENTI E LE LORO FAMIGLIE

Introduzione
La diversità culturale è una realtà sempre più presente nei contesti sanitari, inclusi i pronto soccorso. I professionisti della salute si trovano spesso ad affrontare pazienti e famiglie provenienti da diverse origini culturali, che portano con sé valori, credenze e pratiche distintive. Gestire la diversità culturale e le barriere linguistiche è essenziale per garantire una cura di qualità e promuovere l'inclusione. Questo capitolo esplorerà strategie efficaci e offrirà esempi pratici su come affrontare queste sfide nel pronto soccorso.

Riconoscere la Diversità Culturale
1. Comprensione delle Differenze Culturali
La diversità culturale si manifesta in vari modi, tra cui le differenze nei valori, nelle credenze, nei comportamenti e nelle aspettative riguardo alla salute e alla malattia. È fondamentale che il

personale del pronto soccorso riconosca e rispetti queste differenze.

Esempio pratico: Un medico del pronto soccorso si è trovato a trattare un paziente anziano di origine asiatica che presentava segni di infarto. Durante la consultazione, il medico ha notato che il paziente non mostrava segni di dolore, nonostante i sintomi evidenti. Dopo aver chiesto un consulto con un interprete, è emerso che la cultura del paziente non incoraggiava l'espressione aperta del dolore. Comprendere queste differenze culturali ha permesso al medico di approcciare il paziente in modo più empatico e di fornire una cura più adeguata.

2. Affrontare le Barriere Linguistiche
Utilizzo di Interpreti Professionisti
Le barriere linguistiche possono compromettere seriamente la comunicazione tra il personale sanitario e i pazienti. Utilizzare interpreti professionisti è una strategia efficace per superare queste barriere.

Esempio pratico: Un pronto soccorso ha implementato un servizio di interpretariato telefonico 24 ore su 24. Quando un paziente ispanico è arrivato con segni di allergia, il personale ha immediatamente contattato un interprete. Questo ha permesso al personale di ottenere una storia medica dettagliata e di spiegare le procedure in modo chiaro, migliorando l'esperienza del paziente e riducendo l'ansia.

3. Utilizzo di Tecnologie di Traduzione
Con l'avvento della tecnologia, esistono ora diverse applicazioni e dispositivi che possono facilitare la comunicazione in tempo reale.

Esempio pratico: Un ospedale ha introdotto un'app di traduzione per il personale del pronto soccorso. Quando un paziente non parlante inglese è arrivato in condizioni critiche, il personale ha utilizzato l'app per tradurre domande e istruzioni. Questo ha accelerato la raccolta di informazioni cruciali e ha garantito un'interazione più fluida, consentendo al personale di fornire cure tempestive.

Formazione del Personale
1. Corsi di Sensibilizzazione Culturale
Fornire formazione continua al personale è essenziale per affrontare le sfide legate alla diversità culturale.

Esempio pratico: Un ospedale ha organizzato corsi di sensibilizzazione culturale per il personale del pronto soccorso, in cui si affrontavano argomenti come le differenze nelle pratiche sanitarie, le aspettative dei pazienti e la gestione delle emozioni in contesti multiculturali. Durante queste sessioni, i partecipanti hanno analizzato casi reali e hanno discusso come migliorare l'approccio verso i pazienti di diverse origini. Questo ha portato a una maggiore consapevolezza e competenza nel trattare situazioni complesse.

2. Creazione di Team Multiculturali
La creazione di team di lavoro multiculturali può facilitare la comunicazione e la comprensione.

Esempio pratico: Un pronto soccorso ha formato un team composto da operatori sanitari di diverse origini etniche e linguistiche. Questo approccio ha permesso di affrontare situazioni complesse in modo più efficace, poiché i membri del team potevano fornire supporto reciproco e condividere le proprie esperienze. In un caso, un membro del team ha potuto comunicare con una paziente somala in lingua madre, facilitando il processo di triage e creando un clima di fiducia.

Coinvolgere le Famiglie
1. Riconoscere il Ruolo della Famiglia nella Cura
In molte culture, le famiglie svolgono un ruolo centrale nel processo decisionale riguardante la salute. È fondamentale coinvolgere le famiglie nella cura dei pazienti.

Esempio pratico: Durante il trattamento di un paziente di origine araba, il personale ha invitato i familiari a partecipare alle discussioni sulla cura. Questo ha permesso al personale di comprendere meglio le preoccupazioni della famiglia e di prendere decisioni più informate. La presenza della famiglia ha anche contribuito a ridurre l'ansia del paziente, migliorando così l'efficacia del trattamento.

2. Fornire Materiale Informativo in Diverse Lingue
Un altro aspetto importante è garantire che i pazienti e le loro famiglie abbiano accesso a informazioni chiare e comprensibili riguardo alle procedure e ai trattamenti.

Esempio pratico: Un pronto soccorso ha sviluppato opuscoli informativi in diverse lingue per spiegare i protocolli di emergenza e le procedure di cura. Questi opuscoli sono stati distribuiti nelle aree di attesa e forniti ai pazienti al momento delle dimissioni. Questo ha aiutato a garantire che anche i pazienti con barriere linguistiche potessero comprendere le istruzioni e le cure necessarie.

Conclusione
Gestire la diversità culturale e le barriere linguistiche nel pronto soccorso è fondamentale per garantire una cura di qualità e promuovere un ambiente inclusivo. Attraverso la formazione del personale, l'utilizzo di interpreti e tecnologie, e il coinvolgimento delle famiglie, è

possibile superare queste sfide e migliorare l'esperienza dei pazienti. Gli esempi pratici evidenziano l'importanza di un approccio proattivo e sensibile, che non solo rispetti le differenze culturali, ma favorisca anche una cura equa e accessibile per tutti.

Investire nella diversità e inclusione nel pronto soccorso non è solo un obbligo etico, ma rappresenta anche una strategia efficace per migliorare la qualità delle cure e il benessere dei pazienti.

Etica in Medicina d'Emergenza

Questioni Etiche nel Pronto Soccorso

Introduzione
La medicina d'emergenza si trova spesso a dover affrontare decisioni complesse e urgenti, in contesti dove il tempo è un fattore cruciale e le risorse possono essere limitate. Le questioni etiche nel pronto soccorso possono influenzare le decisioni cliniche, la comunicazione con i pazienti e le famiglie, e le politiche sanitarie. Questo capitolo esplorerà le principali questioni etiche in medicina d'emergenza, offrendo esempi pratici che illustrano come affrontare queste sfide.

1. Triaging e Assegnazione delle Risorse
Problema Etico
La triage è il processo di prioritizzazione dei pazienti in base alla gravità delle loro condizioni. In situazioni di emergenza, questo può comportare decisioni difficili su chi riceve assistenza immediata e chi può attendere.

Esempio pratico: Durante un afflusso massiccio di pazienti dopo un incidente stradale, un medico di pronto soccorso deve decidere quale paziente trattare per primo. Un paziente giovane con una ferita superficiale potrebbe ricevere un trattamento posticipato a favore di un paziente anziano con un infarto. La decisione deve bilanciare la probabilità di sopravvivenza e il potenziale beneficio dell'intervento. Questa scelta, sebbene clinicamente giustificata, può sollevare sentimenti di colpa e disagio tra il personale.

2. Consenso Informato e Capacità di Decisione
Problema Etico
In emergenze critiche, i pazienti possono essere incapaci di fornire un consenso informato. È fondamentale considerare come ottenere il consenso per le procedure necessarie quando il paziente non è in grado di comunicarlo.

Esempio pratico: Un paziente che ha subito un trauma cranico può non essere in grado di comprendere le informazioni riguardo a un intervento chirurgico urgente. I medici devono decidere se procedere con l'operazione basandosi sulla necessità di salvare la vita del paziente. Se non ci sono familiari presenti per fornire il consenso, il team deve fare riferimento a protocolli etici e legali che consentono di agire nel miglior interesse del paziente, riconoscendo al contempo la delicatezza della situazione.

3. Questioni di Giustizia e Accesso alle Cure
Problema Etico

L'accesso alle cure mediche può variare in base a fattori socioeconomici, razziali e geografici. Nel pronto soccorso, la giustizia distributiva diventa una questione etica importante.

Esempio pratico: Un pronto soccorso in una zona urbana potrebbe ricevere un numero elevato di pazienti senza assicurazione sanitaria. I medici devono affrontare la questione di come fornire le stesse cure di alta qualità a tutti i pazienti, indipendentemente dal loro stato assicurativo. Questa situazione richiede una riflessione etica profonda e la creazione di politiche che garantiscano che tutti i pazienti ricevano cure appropriate, senza discriminazioni.

4. Dilemmi Relativi alla Fine della Vita
Problema Etico
Le decisioni riguardanti la fine della vita sono particolarmente complesse nel pronto soccorso, dove le risorse limitate possono influenzare le decisioni sui trattamenti.

Esempio pratico: In caso di un paziente terminale con malattia incurabile, il personale del pronto soccorso potrebbe dover decidere se continuare le misure di rianimazione o consentire un passaggio pacifico. La comunicazione aperta con la famiglia è cruciale in queste situazioni, per garantire che le decisioni siano in linea con le volontà del paziente, se conosciute. I medici possono affrontare tensioni interne mentre lottano tra il desiderio di salvare una vita e il rispetto per il desiderio del paziente di non prolungare inutilmente la sofferenza.

5. Confidenzialità e Privacy
Problema Etico
Mantenere la confidenzialità e la privacy dei pazienti è un principio fondamentale dell'etica medica, ma può essere messo a rischio in situazioni di emergenza.

Esempio pratico: Durante una crisi sanitaria in un pronto soccorso, un medico si trova a dover discutere un caso di un paziente con un familiare presente. Se il medico rivela informazioni sensibili sulla condizione del paziente senza il suo consenso, può violare la privacy del paziente. È essenziale per i professionisti della salute essere consapevoli delle leggi sulla privacy e della necessità di bilanciare la comunicazione aperta con il rispetto per la confidenzialità del paziente.

6. Etica della Ricerca in Situazioni di Emergenza
Problema Etico
La ricerca clinica nel contesto delle emergenze solleva questioni etiche complesse, soprattutto in relazione al consenso informato.

Esempio pratico: Un pronto soccorso sta partecipando a uno studio clinico per un nuovo trattamento per il trauma. I ricercatori devono considerare come ottenere il consenso informato dai pazienti in situazioni critiche. In alcune situazioni, potrebbe non essere possibile ottenere il consenso diretto, portando a dilemmi etici su come procedere con la ricerca senza compromettere la dignità e i diritti dei pazienti.

Conclusione
Le questioni etiche in medicina d'emergenza sono complesse e richiedono una riflessione approfondita e un approccio sensibile. Le situazioni nel pronto soccorso possono presentare sfide uniche, richiedendo decisioni rapide e ponderate che bilanciano i bisogni dei pazienti con le risorse disponibili. I professionisti della salute devono essere preparati ad affrontare questi dilemmi etici, investendo in formazione continua e creando un ambiente di lavoro in cui la discussione aperta e il supporto reciproco siano incoraggiati.

Affrontare l'etica in medicina d'emergenza non è solo una responsabilità professionale, ma anche un impegno verso una cura equa e rispettosa per tutti i pazienti, indipendentemente dalle circostanze.

Gestione delle Crisi

Tecniche di Gestione delle Crisi e Risposta alle Emergenze

Introduzione
La gestione delle crisi è un aspetto cruciale nella preparazione e nella risposta agli eventi di emergenza, come calamità naturali e pandemie. Questo capitolo esplorerà diverse tecniche di gestione delle crisi e fornirà esempi pratici di come queste strategie possano essere implementate in situazioni reali.

1. Pianificazione e Preparazione
Tecnica: Sviluppo di Piani di Emergenza
La preparazione inizia con lo sviluppo di piani di emergenza dettagliati, che devono essere adattati a vari scenari, come alluvioni, terremoti o epidemie. Un piano ben strutturato deve includere procedure chiare, ruoli e responsabilità, e linee guida per la comunicazione.

Esempio pratico: In una città costiera, i funzionari sanitari e di emergenza hanno sviluppato un piano di evacuazione per i residenti in caso di uragano. Il piano include mappe di evacuazione, centri di raccolta e procedure per assistere le persone con mobilità ridotta. Durante un uragano reale, il piano è stato attuato rapidamente, consentendo un'evacuazione sicura e tempestiva della popolazione vulnerabile.

2. Comunicazione Efficace

Tecnica: Creazione di un Sistema di Comunicazione D'emergenza

Durante una crisi, una comunicazione chiara e tempestiva è fondamentale. Stabilire un sistema di comunicazione efficiente tra le agenzie coinvolte e il pubblico è essenziale per garantire che le informazioni siano diffuse in modo efficace.

Esempio pratico: Durante la pandemia di COVID-19, il governo locale ha attivato un sistema di allerta che inviava messaggi di testo ai cittadini con informazioni su test, vaccinazioni e misure di sicurezza. Questa iniziativa ha permesso di raggiungere rapidamente una vasta parte della popolazione, contribuendo a informare e rassicurare i residenti sulle misure di salute pubblica in evoluzione.

3. Formazione e Simulazioni

Tecnica: Esercitazioni di Simulazione

Le esercitazioni di simulazione sono strumenti essenziali per preparare il personale e la comunità a rispondere in modo efficace a situazioni di crisi. Queste esercitazioni consentono di testare i piani di emergenza e identificare eventuali lacune nelle procedure.

Esempio pratico: Un ospedale ha organizzato un'esercitazione di simulazione per un terremoto, coinvolgendo il personale medico, i servizi di emergenza e la comunità locale. Durante l'esercitazione, sono stati simulati vari scenari, come il trattamento di pazienti feriti e la gestione della logistica in caso di afflusso di pazienti. I partecipanti hanno potuto valutare l'efficacia del piano di emergenza e apportare modifiche prima che si verificasse un evento reale.

4. Coordinamento Interagenziale
Tecnica: Collaborazione tra Agenzie
Durante una crisi, è fondamentale che diverse agenzie lavorino insieme in modo coordinato. La creazione di un comando centrale di crisi può facilitare il coordinamento e garantire che le risorse siano distribuite in modo efficiente.

Esempio pratico: Durante un'alluvione che ha colpito una regione, i servizi di emergenza, la protezione civile e le organizzazioni non governative hanno collaborato in un comando centrale di crisi. Questo ha permesso una gestione centralizzata delle risorse, come la distribuzione di cibo, acqua e riparo per i rifugiati. Grazie a questa cooperazione, le risorse sono state allocate in modo efficiente e la risposta è stata rapida e mirata.

5. Gestione delle Risorse
Tecnica: Pianificazione delle Risorse e Logistica
La gestione delle risorse è fondamentale per garantire che il personale e le attrezzature necessarie siano disponibili durante una crisi. La pianificazione delle risorse deve includere l'inventario delle attrezzature e la gestione delle forniture.

Esempio pratico: Un'agenzia sanitaria ha sviluppato un sistema di tracciamento delle forniture di emergenza, che include mascherine, guanti e dispositivi medici. Durante la pandemia, questo sistema ha permesso di monitorare e distribuire efficacemente le forniture necessarie agli ospedali e alle strutture sanitarie, garantendo che nessuna unità fosse sottodimensionata in un momento critico.

6. Valutazione Post-Crisi
Tecnica: Analisi e Revisione delle Risposte
Dopo un evento di crisi, è essenziale condurre una revisione approfondita della risposta per identificare punti di forza e aree di miglioramento. Questa analisi aiuta a migliorare i piani di emergenza futuri e a formare meglio il personale.

Esempio pratico: Dopo la fine di una pandemia, un ospedale ha condotto una valutazione della risposta dell'intero sistema sanitario. Attraverso interviste e sondaggi, il personale ha fornito feedback sulle pratiche di risposta, sull'assegnazione delle risorse e sulla comunicazione. I risultati hanno portato a miglioramenti significativi nei protocolli di gestione delle crisi, garantendo che il sistema fosse meglio preparato per future emergenze.

Conclusione
La gestione delle crisi richiede una preparazione attenta, una comunicazione efficace, una formazione continua e un coordinamento tra le agenzie. Utilizzando tecniche consolidate e imparando dagli eventi passati, i professionisti della salute e i responsabili delle emergenze possono migliorare le loro capacità di risposta, proteggendo così le vite e la salute delle comunità durante eventi naturali e pandemie.

Adottare un approccio proattivo alla gestione delle crisi non solo migliora le risposte alle emergenze, ma crea anche una cultura di resilienza che può beneficiare le comunità nel lungo termine.

Postfazione

UN OMAGGIO AI PROFESSIONISTI DELLA PRIMA LINEA

Mentre ci avviciniamo alla conclusione di Frontline: Sfide e Opportunità della Medicina d'Emergenza, voglio prendere un momento per riflettere su ciò che significa veramente essere un professionista del pronto soccorso. Questo libro è stato un viaggio attraverso le complesse dinamiche del reparto d'emergenza, le sfide immense e le opportunità straordinarie che affrontate ogni giorno. Ma, più di ogni altra cosa, è un tributo alla vostra dedizione, al vostro coraggio e alla vostra capacità di resistere nelle situazioni più difficili.

Il pronto soccorso non è solo un luogo fisico; è un simbolo di speranza, di vita, di lotta contro il tempo. È il cuore pulsante del sistema sanitario, dove ogni secondo conta e ogni decisione può fare la differenza tra la vita e la morte. Voi, professionisti della prima linea, siete la linfa vitale di questo sistema, le mani che soccorrono, gli occhi che scrutano, i cuori che battono all'unisono con quello dei pazienti. In un mondo in costante cambiamento, dove nuove sfide sanitarie si affacciano continuamente, la vostra resilienza e adattabilità sono la vera forza motrice.

Avete scelto una strada difficile. Ogni giorno incontrate il dolore, la paura e l'incertezza, ma anche la speranza e la gratitudine. E in questo equilibrio precario tra emergenza e salvezza, tra caos e guarigione, avete l'opportunità di fare una differenza straordinaria nella vita di chiunque entri in quel reparto. Questa è una responsabilità enorme, ma è anche un privilegio. Siete gli eroi silenziosi, coloro che lavorano lontano dai riflettori, che rispondono con prontezza e umanità in ogni crisi.

La resilienza che mostrate non è solo fisica o mentale, ma anche emotiva. È quella capacità di rialzarsi dopo una giornata devastante, di rimanere empatici nonostante il peso emotivo che accumulate, e di trovare una forza interiore che vi permette di continuare. Ogni paziente è una nuova storia, una nuova battaglia da combattere, e voi lo fate con una tenacia straordinaria.

Ma la resilienza non è solo resistere; è anche adattarsi. Il mondo della medicina d'emergenza evolve a una velocità impressionante. Nuove tecnologie, nuove patologie, pandemie e disastri naturali vi pongono costantemente di fronte a situazioni inedite. La vostra capacità di adattamento è ciò che permette al sistema di sopravvivere, di crescere, di rispondere prontamente a ogni nuova sfida. Voi siete il volto dell'innovazione, del cambiamento e della crescita.

Questo libro ha cercato di catturare la vastità del vostro lavoro, ma nessuna parola scritta potrà mai davvero racchiudere l'impatto umano che avete ogni giorno. Le vostre storie, le vostre esperienze, le vostre sfide, rappresentano il battito profondo della medicina d'emergenza. Che siate medici, infermieri, tecnici o personale di supporto, siete tutti parte di un ecosistema straordinario che salva vite e porta speranza anche nei momenti più bui.
Perciò, mentre chiudete questo libro, spero che vi sentiate non solo più preparati, ma anche più ispirati. Spero che vi ricordiate che il vostro lavoro conta. Ogni turno, ogni procedura, ogni atto di gentilezza e professionalità che offrite, costruisce qualcosa di più grande di voi stessi. Siete la prima linea di difesa dell'umanità contro le crisi sanitarie, e il vostro ruolo è fondamentale non solo per i pazienti che trattate, ma per l'intera società.

Continuerete a essere messi alla prova. Nuove emergenze, nuove pressioni e nuove sfide vi attendono. Ma siete pronti. Avete la forza, la resilienza e l'adattabilità per affrontarle. Il mondo ha bisogno di voi, e voi, con il vostro impegno e la vostra passione, siete la speranza in tempi di crisi.

Grazie, da parte di tutti noi che abbiamo il privilegio di osservare il vostro incredibile lavoro. Il vostro impatto va ben oltre le mura del pronto soccorso, toccando vite e creando cambiamenti duraturi.

Non dimenticate mai che siete i veri eroi di ogni giorno.

Sommario

Parte I 3
Introduzione alla Medicina d'Emergenza 3
Prefazione 4
Introduzione alla Medicina d'Emergenza 7
Il Contesto del Pronto Soccorso 11
Parte II 16
Sfide e Opportunità nel Pronto Soccorso 16
Sfide del Personale Sanitario 17
Punti di Forza e Opportunità 23
Debolezze e Criticità nel Reparto d'Emergenza 29
Parte III 35
Aspetti Operativi e Logistici 35
Aspetti Logistici e Strutturali 36
Luoghi di Lavoro del Medico d'Emergenza 42
Spazi Fisici e Ambienti   di Lavoro Efficaci 49
Parte IV 54
Relazioni e Comunicazione 54
Relazione con i Pazienti e le Famiglie 55

L'Empatia nel Pronto Soccorso 61

Comunicazione Efficace 66

Comunicazione Interprofessionale e Interdisciplinare 72

Gestione del Conflitto 77

La Privacy nel Pronto Soccorso 84

Il Consenso Informato nel Pronto Soccorso 92

Educazione del Paziente 99

Parte V 104

Sviluppo e Leadership del Team 104

Leadership e Teamwork 105

Le Risorse Umane come Motore del Pronto Soccorso 112

Resilienza e Gestione dello Stress 116

Cultura della Sicurezza 124

Adattabilità e Flessibilità 129

Parte VI 136

Futuro e Innovazione 136

Il Futuro della Medicina d'Emergenza 137

Creare un Reparto di Eccellenza 141

Tecnologia e Innovazione in Pronto Soccorso 146

Gestione dell'Informazione e Sistemi di Comunicazione 153

L'Integrazione dei Fattori Produttivi 158

Pianificazione e Gestione delle Risorse Finanziarie 163

Superare le Principali Sfide del Pronto Soccorso attraverso l'Analisi 168

Sostenibilità e Innovazione   nel Tempo 176

Parte IX 181

Formazione e Diversità 181

Simulazione e Formazione Pratica 182

Diversità e Inclusione nel Pronto Soccorso ... 187

Etica in Medicina d'Emergenza 193

Gestione delle Crisi 198

Postfazione 203

Per conoscere i corsi e master
dedicati ai medici visitare il sito
www.jru.university